MES GRANDS PAS EN OBSTÉTRIQUE

Éthique et pratique médicale
fondée par Richard Moreau
Collection dirigée par Roger Teyssou

La collection « Éthique et pratique médicale » est une tribune qui permet à tous les acteurs du monde de la santé, professionnels, enseignants, administrateurs, économistes et patients d'exposer leurs opinions, de décrire leur expérience et de proposer des solutions aux problèmes posés par une profession en pleine mutation, et ce en toute indépendance et en conformité avec la déontologie et les bonnes pratiques médicales.

Dernières parutions

Sophie GUGLIELMONI, *Soutenir les mineurs isolés face au psychotraumatisme. Une éthique relationnelle à l'aide sociale à l'enfance*, 2024.
Marie-Caroline LAÏ, *Éthique, Intelligence Artificielle et santé. Pour la construction d'un cadre éthique opérationnel*, 2024.
Jacques JAUME et Nathalie RIVIÈRE, *L'Accompagnée*, 2024.
Éric BASEILHAC, *Mythologie du médicament*, 2024.
Mohamed Naceur KRIFI, *L'Homo-cobayeur. Expérimentations médicales inhumaines*, 2024.
Olivier NKULU KABAMBA, *Le cancer et la sorcellerie. Narration d'un malentendu étiologique et clinique en médecine*, 2024.
Jacques JAUME et Nathalie RIVIÈRE, *Voyage au cœur du deuil,* 2023.
Michel BOLLA, *Cancer et parcours de soins, L'odyssée du malade*, 2023.
Olivier NKULU KABAMBA, *La réflexivité dans la relation soignant-soigné. Un regard éthique sur l'empathie*, 2023.
Marc BAUDET, Catherine DAUGAREIL, *Comprendre pour mieux prévenir les maladies cardio-vasculaires. Mieux vaut prévenir que guérir*, 2023.
Padrig MAHE, *Vers un mieux-vivre en EHPAD, Guide pratique pour déployer une Offre d'Activités et d'Animations (OAA)*, 2023.
Jacques MORNAT, *Presque tout sur la médecine en France. Pour mieux comprendre le système de santé*, 2023.

Pierre Marie Tebeu

MES GRANDS PAS EN OBSTÉTRIQUE

Préface de

René-Xavier Perrin

L'Harmattan

Du même auteur :

Manuel d'initiation à la recherche en santé (2021)

Prise en charge psychosociale et counseling des fistules obstétricales et non-obstétricales (2017)

Techniques chirurgicales des fistules obstétricales et non-obstétricales (2917)

Soins péri-opératoires des fistules obstétricales et non-obstétricales (2016)

Ménopause sans soucis (1997)

5-7, rue de l'École Polytechnique, 75005 Paris
http://www.editions-harmattan.fr
ISBN : 978-2-336-46235-6
EAN : 9782336462356

À la mémoire de nos chers maîtres :

- Pr Anderson Doh ;
- Pr Luc Kouam ;
- Pr Pius Ngassa ;
- Pr Eusebe Alihonou

Vos enseignements et exemples
ont considérablement contribué
à la réalisation de cet ouvrage ;

Votre esprit et votre savoir n'ont cessé
d'inspirer et de guider notre chemin.

REMERCIEMENTS

Cet ouvrage a pu être réalisé grâce à l'implication multiforme de nos chers maîtres, de nos collègues, de nos parents et de nos amis.

Pr Robert Leke (Cameroun) ; Pr Joseph Nelson Fomulu (Cameroun); Pr Jean Marie Kasia, (Cameroun) ; Pr Rene-Xavier Perrin (Benin); Pr Robinson Mbu (Cameroun) ; Pr Emile Mboudou, (Cameroun) ; Pr Léon Hervé Iloki (République du Congo) ; Pr Jean-François Meye, (Gabon) ; Pr Gregory Halle Ekane (Cameroun) ; Pr Clautaire Itoua, (Congo, Brazzaville) ; Pr Abdoulaye Sepou, (Centrafrique) ; Pr Serge Boni (Côte d'Ivoire) ; Pr Amadou Dolo (Mali) ; Pr Jean Lankoande (Burkina Faso) ; Pr Jean Charles Moreau (Sénégal) ; Pr Cheikh Tidiane Cisse (Senegal) ; Pr Akpadza Koffi (Togo) ; Pr Antoine Lokossou (Benin) ; Pr Kone Mamourou (Côte d'Ivoire) ; Pr Simplice Anongba (Côte d'Ivoire) ; Pr Thiéba Blandine (Burkina Faso) ; Pr Apollinaire Horo (Cote d'ivoire) ; Pr Mamadou Lamine Cissé (Sénégal) ; Pr Jean Pierre Ngou Mve Ngou (Gabon) ; Pr Sosthène Mayi-Tsonga (Gabon); Pr Ali Ouedraogo (Burkina Faso) ; Pr Charlemagne Oudraego (Burkina Faso) ; Pr Issifou Takpara (Benin) ; Pr Benjamen Houkpatin (Benin) ; Pr Pascal Foumane (Cameroun) ; Pr Serge Pether Antchouet (Gabon) ; Pr Namory Keita (Guinée Conakry) ; Pr Sostene Adisso (Benin) ; Pr Patrick Petignat (Suisse) ; Pr Jean Dupont Kemfang Ngowa (Cameroun) ; Pr Philippe Moreira (Sénégal) ; Pr Elie Nkwabong (Cameroun) ; Pr Vale Mve Koh (Cameroun) ; Dr Clavin Tiyou (Cameroun) ; Pr Antoine Lokossou (Benin) ; Pr Norbert Richard Ngbale (Bangui) ; Pr Foumsou Lhagadang (Tchad) ; Pr Sy Telly (Guinée); Pr Justin Lewis Denakpo (Benin) ; Pr Mdi Nayama (Niger) ; Pr Garba Madeleine Niger ; Pr Dohbit Julius (Cameroun) ; Pr Belley Priso (Cameroun) ; Pr Thomas Egbe Obinchemti, (Cameroun) ; Pr Fouedjio Fouolefack Jeanne (Cameroun) ; Pr Tchente Guefack Charlotte (Cameroun) ; Pr Michel Ekono (Cameroun) ; Pr Ngo UM Meka Esther (Cameroun) ; Pr Nana Njamen Théophile, (Cameroun) ; Pr Idi Nafiou, (Niger) ; Pr Noa Ndoua Cyrille (Cameroun) ; Pr Essiben Felix (Cameroun); Pr Jemea Bonaventure (Cameroun) ; M. Basile Youmbi, (Cameroun).

Nous ne pouvions certainement pas nommer tous ceux qui nous ont soutenus. Ainsi, nos remerciements vont à l'endroit de toute personne qui a contribué au développement de cet ouvrage et dont le nom n'est pas cité.

PRÉFACE

L'encadrement en milieu hospitalier reste fondamental, pour l'accompagnement des étudiants en médecine dans la quête des compétences. Cet encadrement fait face à des difficultés majeures, dont l'insuffisance de documents d'orientation appropriés. Il s'agit pour la plupart d'apprenants de la première confrontation aux réalités cliniques. Ils sont appelés à traduire des connaissances théoriques acquises à la Faculté en « pratiques observables ». Ils doivent faire face à des situations, parfois graves, dont la solution repose sur l'attitude qu'ils auront adoptée, la décision qu'ils auront prise, parfois en situation d'extrême urgence.

Face aux multiples contraintes hospitalo-universitaires, certains fondamentaux de la pédagogie clinique sont souvent occultés. Ainsi, nous pouvons relever pour le déplorer l'absence de « manuels d'orientation du clinicien en herbe », du « futur médecin » du « jeune médecin en imprégnation de spécialisation ». Il était donc nécessaire de penser à un guide, un manuel de base d'apprentissage pour la pratique dans l'unité d'Obstétrique. *Mes grands pas en obstétrique*, ambitionne de combler cette attente.

Développé en XIX sections et 88 chapitres, il parcourt les différents champs de l'obstétrique, avec un accent particulier sur les signes fonctionnels, physiques, ainsi que le processus d'évaluation clinique. Comme *Mes grands pas en gynécologie*, il propose également des « conduites à tenir » face aux diverses situations cliniques, d'urgence ou d'évolution chronique. Le jeune apprenant en obstétrique dispose ici d'un outil de base pour l'imprégnation en milieu hospitalier, développé en un langage simple, de facile exploitation.

Les apprenants voudront bien en tirer profit de cet ouvrage, pour mieux se préparer à l'implication, à l'apprentissage et à la pratique de l'obstétrique, et se présenter aux examens cliniques et aux options opérationnelles dans des conditions optimales.

Le Pr Pierre Marie Tebeu peut se sentir fier d'avoir su doter l'apprentissage et la pratique de l'obstétrique, de cet outil particulièrement utile, ce compagnon inséparable sur le chemin de l'obstétrique, du futur médecin, du jeune médecin, et du médecin chevronné.

L'utilisateur a la latitude de pouvoir compter sur cette encyclopédie, car plus qu'un ouvrage, *Mes grands pas en obstétrique* en est une, en milieux universitaire et hospitalier, et chaque section, chaque chapitre, un maillon. Sachons en faire bon usage dans notre formation, dans notre imprégnation en milieu professionnel, dans notre quête de recyclage pour la pratique quotidienne, pour le bien-être de la femme, éventuellement du bébé, et par ricochet, de la famille et de la société entière.

Professeur René — Xavier Perrin
Professeur titulaire de gynécologie-obstétrique
Ancien chef de département de gynécologie-obstétrique
Université d'Abomey-Calavi
BÉNIN

AVANT-PROPOS

Dans la pratique quotidienne, le personnel de santé est confronté à des situations variées et parfois complexes qui nécessitent expertise avérée et réflexion approfondie. C'est dans cette optique que ce manuel a été élaboré pour l'accompagner dans la démarche diagnostique et thérapeutique.

L'obstétrique nécessite des connaissances spécifiques et une approche particulière. Aussi, le praticien, débutant ou confirmé, se doit d'en maîtriser les différents arcanes. Cet ouvrage ambitionne de servir de guide pratique, permettant à l'utilisateur de consolider ses compétences et d'améliorer la pratique clinique.

Il regorge d'astuces et des recommandations basées sur les dernières avancées scientifiques en obstétrique, des informations pertinentes et utiles, qui en font un ouvrage complet et facile à consulter. L'étudiant en médecine, en quête de connaissances et/ou praticien en recherche de solutions, y trouvera des réponses à ses préoccupations.

Il s'agit d'un ouvrage collégial, vu l'importance de la contribution des collègues praticiens, hospitaliers et universitaires à travers leur généreuse expertise. À l'utilisateur de l'exploiter dans la pratique quotidienne pour progresser dans la maîtrise de l'obstétrique.

Pr Tebeu Pierre Marie

Gynécologue-obstétricien,

Professeur titulaire, agrégé du CAMES,

Directeur général du Centre Inter-états d'Enseignement supérieur en Santé publique d'Afrique Centrale (CIESPAC).

Ancien Chef de Service de Gynécologie-Obstétrique du CHU de Yaoundé-Cameroun.

ABRÉVIATIONS, SIGLES, ACRONYMES ET SYMBOLES

A : Anamnèse/année
AA : Acide acétique
AC : Anamnèses et clinique
ACP : Anamnèse, clinique et paraclinique
ACTH : Adrenocorticotropic hormone
AFI : Amniotic fluid index
AFU : Association française d'Urologie
AINS : Anti-inflammatoires non stéroïdiens
AIS : Androgen Insensibility Syndrome
ALAT : Alanine aminotransférase
ANC : Antenatal Care
APGAR: American Pediatric Gross Assessment Record
ARB: Agénésie rénale bilatérale
ARV: Antirétroviral
AS : Asherman's syndrome
ASAT : Aspartate aminotransférase
ATB : Antibiotique
ATCD : Antécédent
AVB : Accouchement par voie basse
AVK : Antivitamines K
B : Biologique
BDC : Battements du cœur
BDCF : Battements du cœur fœtal
BHA : Bruits hydroaériques
BHCG : Gonadotrophine chorionique humaine
BHviraleCG : Gonadotrophine chorionique humaine
BIP : Bipariétal
Bpm: Battement
C : Clinique
CBR : Clinique Biologique Radiologique
CA : Circonférence abdominale
CAT : Conduite à tenir
CBR : Clinique Biologique Radiologique
CCVF : Contraception chirurgicale volontaire féminine
CCVM : Contraception chirurgicale volontaire masculine
Cdd : Comportements dopamine-dépendants
Chap. : Chapitre
CHU : Centre Hospitalier et universitaire
CIN : Cervical Intraepithelial Neoplasia
CIVD : Coagulation intravasculaire disséminée

CMF : Cyclophosphamides, méthotrexate, Fluorouracile
CMV : Cytomégalovirus
Co. : Comprimé
COC : Contraceptifs oraux combinés
CPN : Consultation prénatale/Contact prénatal
CRAP: Coefficient de Risque d'Accouchement prématuré
CREST: Calcinose cutanée, phénomène de Raynaud, Dysfonction œsophagien, Sclérodactylie, et télangiectasies
CRO: Compte rendu opératoire
CRP : C-reactive protein
CS : Cesarean Section/Césarienne
CST : Contractions Stress Tess
CTG : Cartographie
CU : Césarienne d'urgence/Contractions utérines
DCI: Dénomination commune internationale
DCP : Disproportion céphalo-pelvienne
DDR: Date de dernières règles
DHS : Demographic Health Survey
DID: Dissociative Identity Disorder
DIU : Dispositif intra-utérin
DOP : Dystrophie ovarienne polykystique
DP: Déchirure du périnée
DPA : Date probable d'accouchement
DPRP : Diamètre promonto-rétro-pubien
DS : Détroit supérieur
DTG : Transposition des gros vaisseaux
DTM : Diamètre transverse médian
ECBU : Examen cytobactériologique des urines
ECOG : Eastern Cooperative Oncology Group
ECT : Électroconvulsivothérapie
EDS : Enquête démographique et de Santé
EG : État général
EIE : Examen Immunoenzymatique
ELISA : Enzyme Link Immuno Sorbent Assay
EmOC: Emergency Obstetric Care
EPI : Expanded Program of Immunization
EPI-Info : Information for Epidemiologist
ERF: Examen de réactivité fœtale
FAC : Fluorouracile, Adriamycine, Cyclophosphamide
FC : Fréquence cardiaque
FCP : Fausse couche précoce
FCS : Frissons, chaleur, sueur
FEC : Fluorouracile, Epirubicine, Cyclophosphamide
FGD : Fistule génito-digestive
FGNO : Fistule génitale non obstétricale
FGU : Fistule génito-urinaire

FID : Fosse iliaque droite
FIG: Fosse iliaque gauche
FIGO : Fédération internationale de Gynécologie et d'Obstétrique
FO : Fistule obstétricale
FR : Fréquence respiratoire
FRV : Fistule recto-vaginale
FVV : Fistule vésico-vaginale
GATPA : Gestion active de la 3e période d'accouchement
GFMER : Geneva Foundation for Medical Education and Research
GOT: Glutamic oxalic transaminase
GPT: Glutamic pyruvic transaminase
GS : Groupe sanguin
GTP : Grossesse terminée précocement
HB: Hémoglobine
HBPM : Héparines de bas poids moléculaire
HBS : Hémoglobine S
HCY : Hôpital Central de Yaoundé
HD : Hémorragie de délivrance
HELLP : H (Haemolysis), EL (Elevated Liver enzyme), LP (Low Platelet count)
HIV : Human Immunodeficiency Virus
HPP : Hémorragie du post-partum
HPPI : Hémorragie du post-partum immédiat
HPPP : Hémorragie du post-partum précoce
HPPPP : Hémorragie persistante du post-partum
HPV: Human PapillomaVirus
HRP : Hématomerétro placentaire
HRT : Hormone replacement therapy
HSDD : Hypoactive sexual desire disorder
HTA : Hypertension artérielle
HTAP : Hypertension artérielle pulmonaire
HU : Hauteur utérine
HUG : Hôpitaux Universitaires de Genève
HVB : Hépatite virale B
i.e : C'est-à-dire
IC : Intervalle de confiance
ICF : Immunodeficiency, Centromeric region instability, Facial anomalies
ICR : Indice Coloscopique de Reid
IF: Inhibiteurs de fusion
Ig : Immunoglobuline
IgG Immunoglobuline G
IgM : Immunoglobuline M
II : Inhibiteurs de l'intégrase
ILA: Indice du liquide amniotique
IM : Indice de Magnin/Intramusculaires
IMC : Indice de masse corporelle
INNTI : Inhibiteurs non nucléosidiques de la transcriptase inverse

INS :	Institut national de la statistique
INTI :	Inhibiteurs nucléosidiques de la transcriptase inverse
IP :	Inhibiteurs de la protéase virale
ISG :	L'interruption sélective de grossesse
IST :	Infection sexuellement transmissible
ITG :	Interruption thérapeutique de la grossesse
IV :	Intraveineuse
IVA:	Inspection visuelle après application d'acide acétique
IVL :	Inspection visuelle après application du Lugol
j :	Jour
LA :	Long-acting
LBT :	Ligature bilatérale des trompes
M :	Mois
MAMA:	Méthode de l'allaitement maternel et de l'aménorrhée
MAP:	Menace d'accouchement prématuré
Mavi :	Marges — Acide acétique — vaisseaux — iode
MC :	Maladie de Crohn
mcg:	Microgramme
MDG :	Millennium Development Goals
MFIU :	Mort fœtale intra-utérine
MIP :	Maladie inflammatoire pelvienne
MoH :	Ministry of Health
MRKS :	Mayer-Rokitansky-Kuster Syndrom
MSP:	Ministère de la Santé publique
MTEV :	Maladie thrombo-embolique veineuse
NN :	Nouveau-né
NP :	Non précisé
NR:	Non réactif
NST:	Non Stress Test
NSV :	Nausées et vomissements sévères
NYHA :	New York Heart Association
OAP :	Œdème aigu du poumon
OF:	Obstetric Fistula
OMD :	Objectif du Millénaire pour le Développement
OMPK :	Ovaire micro polykystique
OMS :	Organisation mondiale de la Santé
P :	Paraclinique/Pathologique
PCEA :	Patient-controlled epidural analgesia
PCR :	Polymerase Chain Reaction
PDF :	Produit de dégradation de la fibrine
PE :	Prééclampsie
PEC:	Prise en charge
PEV :	Programme élargi de vaccination
PN :	Polynucléaire
PO :	Polykystose ovarienne
PP :	Placenta prævia

PRP : Promonto — Retro — Patient
PTME : Prévention de la transmission mère-enfant
PV : Prélèvement vaginal
QI : Quotient d'intelligence
R : Radiologique
Radio : Radiologie
RCF : Rythme cardiaque fœtal
RCIU : Retard de croissance in utérin
RGO : Reflux gastro-œsophagien
RGTAC : Respiratoires, mouvements globaux, tonicité, rythme cardiaque liquide amniotique
RH : Releasing hormone
Rh : Rhésus
RIM: Rupture intempestive des membranes
R-NST: Réactif Non-Stress Test
ROR : Rubéole-Oreillon-Rougeole
RP : Radiographie pulmonaire
RPC : Réaction de polymérisation en chaîne
RPM : Rupture prématurée des membranes
RPPM : Rupture prématurée et prolongée de membrane
RU : Rupture utérine
SA : Semaine d'aménorrhée
SA : Souffrance fœtale
SAA : Soins après avortement
SAG: Semaine d'aménorrhée gravidique
SAGO: Société africaine des Gynécologues et Obstétriciens
SAT: Sérum antitétanique
SATD : Sérum antitétanique
SF : Signe fonctionnel
SFA : Souffrance fœtale aiguë
SFC : Souffrance fœtale chronique
SG : Semaine de gestation/gravidité/de grossesse
SNC : Système nerveux central
SOMPK : Syndrome des ovaires micro-polykystiques
SONEU : Soins obstétricaux et néonataux d'urgence
SOPK : Syndrome des ovaires polykystiques
SP : Signe physique
SPC : Signes paracliniques
SS : Souffle systolique
ST : Stress Test
SUAD : Sonde urinaire à demeure
TA : Tension artérielle
TAD: Tension artérielle diastolique
TAS : Tension artérielle systolique
TCA : Temps de céphaline activée

TCK : Temps de céphaline kaolin
TDM : Tomodensitométrie.
TDR : Test de diagnostic rapide
TDS : Trouble de désir sexuel
TEC : Test d'effort de contraction
TEV : Thromboembolie veineuse
TFS : Transfusion sanguine
TM : Transversal médian
TME : Transmission mère-enfant
TP : Taux de prothrombine
TPC : Test post-coïtal
TPI: Traitement préventif intermittent
TR : Toucher rectal
Ttg : Tumeur trophoblastique gestationnelle
TV : Toucher vaginal
UI: Unité internationale
UIV : Urographie intraveineuse
UNFPA : United Nations Population Fund
UNI : Unité de soins intensifs.
VAT: Vaccin antitétanique
VIH : Virus de l'immunodéficience humaine
VS : Vitesse de sédimentation
Vs : Versus
WHO: World Health Organisation

SOMMAIRE

LISTE DES TABLEAUX

LISTE DES FIGURES

INTRODUCTION

Développé en vue de la facilitation du processus du raisonnement médical, et de prise en charge en obstétrique par le jeune et/ou moins jeune praticien. *Mes grands pas en obstétrique*, se décline en XIX sections détaillées en 91 chapitres.

Une section préliminaire, intitulée « Généralités », revient sur le concept « ACP », dont il rappelle la définition, en retrace le processus, en précise les indications (Chap. 1) ; évoque une application concrète : la datation dans une perspective gestationnelle (Chap. 2), particulièrement importante dans le diagnostic, le pronostic, et par ricochet, la prise en charge de la gestante et du produit de la gestation.

La première section, constituée de deux chapitres, s'intéresse aux « Signes fonctionnels », première étape du cheminement diagnostique, notamment en obstétrique, avec une attention particulière sur les anomalies de saignement (Chap. 3) et autres signes d'inconfort, susceptibles d'alerter (Chap. 4), fruit de l'anamnèse.

Les sections II et III, constituées de deux et un chapitres respectivement, retracent les deuxième et troisième étapes du cheminement diagnostique, avec un accent particulier sur le « Matériel d'observation clinique » (Chap. 5), la « Conduite de l'observation clinique » (Chap. 6) ; les « Signes cliniques », les résultats de l'observation (par le clinicien), ainsi que les « Bilans paracliniques », fruit des examens complémentaires/plus pointilleux (Chap. 7).

La section IV, constituée de deux chapitres, décrit des « anomalies fœtales/congénitales », d'abord « générales » (Chap. 8), ensuite « herniaires » (Chap. 9), dont la rareté ne signifie pas inexistence.

La section V, constituée d'un seul chapitre (10), présente les « Manœuvres », susceptibles de permettre à l'obstétricien de trouver des solutions aux complications présentées par le fœtus.

Les sections VI à VIII reviennent sur d'autres éléments du diagnostic en obstétrique : « Indices » (Chap. 11) ; « Scores » (Chap. 12) ; « Lois et réflexes » (Chap. 13).

La section IX, constituée de deux chapitres, présente des « Tests spéciaux en obstétrique », parfois vitaux, dans la mesure où le résultat est hautement important pour la décision de la conduite à tenir : « Test de coagulation » (Chap. 14), « Amniocentèse » (Chap. 15).

La section X, organisée en cinq chapitres (16-20), est consacrée aux services, dont la disponibilité, le fonctionnement adéquat et l'opérationnalité contribuent considérablement au devenir heureux de la grossesse, au double niveau préventif et thérapeutique : « Consultation prénatale » (Chap. 16) ; CAT et Counseling vaccinaux (Chap. 17 et 18) ; GATPA (Chap. 19) ; et SONEU (Chap. 20).

Les sections XI et XII présentent des situations d'urgence, hémorragique (Chap. 21-30), et non hémorragique (Chap. 31-36).

La première analyse les HTTG (Chap. 21) ; les préoccupations placentaires (Chap. 22-24 ; 26 et 28) ; la rupture utérine (Chap. 25) ; la CIVD (Chap. 30), et des approches thérapeutiques, dont, la délivrance artificielle (Chap. 27) et la compression utérine en cas d'hémorragie du post-partum.

Quant aux urgences obstétricales non hémorragiques, objet de la section XII, elles étudient la « Souffrance fœtale aiguë (Chap. 31) ; la « Procidence du Cordon » (Chap. 32) ; la MAP (Chap. 33) ; la MFIU (Chap. 35), la RPM (Chap. 36). Une fois de plus, des solutions sont proposées, à l'exemple de la « maturation pulmonaire » (Chap. 34).

Les sections XIII et XIV analysent des pathologies obstétricales (induites par/contemporaines), métaboliques (*Chap. 37-47*) ou infectieuses (*Chap. 48-58*).

Il est question, de l'*hyperemesis* gravidarum (Chap. 37) ; de l'« hypertension gestationnelle » (Chap. 38) ; des problèmes éclamptiques (Chap. 39 et 41), du Syndrome de HELLP (Chap. 40) ; du diabète (Chap. 42 et 43), de la « Cardiopathie sur grossesse » (Chap. 44), de la prise en charge de la gestante drépanocytaire (Chap. 45), Rhésus positive (46) et d'anémiée (Chap. 47).

La section XIX, structurée en onze chapitres (48-58), s'occupe des pathologies infectieuses en obstétrique : « fièvre » (Chap. 48) ; « Toxoplasmose » (Chap. 19) ; « Condylome (50) ; « Herpès » (Chap. 51) ; HBV (Chap. 52) ; « VIH » (Chap. 53) ; « Pyélonéphrite » (Chap. 55) ; « Cystite » (Chap. 56) ; « Infection puerpérale » (Chap. 58). Elle aborde aussi des solutions proposées, à l'exemple de la péridurale.

La section XV, constituée de quatre chapitres (59-62), s'occupe de la « surveillance de la grossesse », qui parfois se doit d'être très contraignante, afin de décider de la voie d'accouchement (basse/haute), de l'accompagnement (actif/passif). Pour cela, elle présente des éléments d'évaluation comme le « Non-Stress Test » (Chap. 59) ; le « Stress Test »/Test sous contractions utérines (Chap. 60) ; et propose des solutions, comme le « monitoring ante partum » (Chap. 61), avant d'aborder la « Grossesse post-terme » (Chap. 62).

La section XVI, en 12 chapitres (63-75), est consacrée à l'aboutissement « logique » de la grossesse (l'accouchement). Elle fournit diverses informations sur la « voie basse », avec un accent particulier sur des situations particulières, valorisantes comme la gémellité (Chap. 65), ou périlleuses comme les mauvaises positions et présentations (podalique) (Chap. 65), le « Prolongement du Stade II de l'accouchement » (Chap. 66) ; la dystocie cervicale (Chap. 70 & 71) ; l'« Utérus cicatriciel » (Chap. 72) ; la « Déchirure du périnée » (Chap. 73), l'Accouchement septique (Chap. 75). Elle en propose aussi des solutions comme l'induction du travail (Chap. 63), l'accouchement instrumental (Chap. 68 & 69), la bonne surveillance du travail (Chap. 64), et l'épisiotomie (Chap. 74), entre autres.

Quant à la section XVII, consacrée à la « voie haute », elle est détaillée en quatre chapitres (76-79), avec un accent particulier sur des suggestions relatives à l'étape préparatoire, dont l'aspect administratif avec l'indispensable « Consentement éclairé » (Chap. 76), les « Soins physiques et psychiques » (Chap. 77), la « Préparation de l'environnement chirurgical » (Chap. 78), sans oublier le compte rendu opératoire (Chap. 79).

La section XVIII, structurée en sept chapitres (80-83), est consacrée au post-partum et à la néonatalogie. En effet, la périnatalité peut nécessiter une attention particulière, surtout pour prévenir d'éventuels problèmes inhérents au changement de biotope, « Soins généraux du nouveau-né » (Chap. 80), et des « soins spéciaux » comme la réanimation (Chap. 81). Quant à la maman, elle peut avoir besoin de la programmation individualisée de future grossesse afin d'éviter des complications (Chap. 82 & 83). Elle se termine par la conduite de counseling en Post-partum, y compris ceux relatifs à l'alimentation du nouveau-né.

La section XIX, dernière du document, subdivisée en cinq chapitres (84-8) est consacrée à la « Prise en charge pharmacologique ». En effet, les médicaments constituent un élément essentiel, dans une perspective préventive et curative en obstétrique. Il peut être question essentiellement de remontants comme le « Fer », (Chap. 85), des produits d'inhibition de la montée laiteuse (Chap. 84), du salbutamol (Chap. 86), et des ocytociques comme le Misoprostol (Chap. 87) et l'ocytocine (88). De nombreuses situations nécessiteuses de médicaments sont présentées, avec des précautions à prendre, des étapes à respecter pour éviter des risques médicamenteux.

Des illustrations (56 tableaux et 19 figures) en facilitent la conceptualisation, et les annexes offrent un spécimen de « Fiche d'évaluation clinique », d'« Indice de Karnofski », avant de se terminer par l'« Indice ou échelle de performance de l'OMS ».

GÉNÉRALITÉS

CONCEPT ACP (RAPPELS)

1.

Concept et démarche ACP en obstétrique

1.1. Définition de l'ACP

Le raisonnement médical est un processus complexe d'exploration de l'état de santé d'une personne à travers l'interrogatoire, l'examen physique et éventuellement, les examens de laboratoire, tous dans une démarche coordonnée et logique afin de poser le diagnostic préalable à toute décision thérapeutique (Higgs and Mark, 2000) (https://www.cairn.info/le-raisonnement-medical--9782130556497.htm).

Son efficacité dépend de l'inclusion des éléments de l'interrogatoire, de l'évaluation physique/clinique et paraclinique, connu sous le sigle ACP (anamnèse, clinique, paraclinique), représenté dans le schéma ci-après :

1.2. Cadre conceptuel général de l'ACP

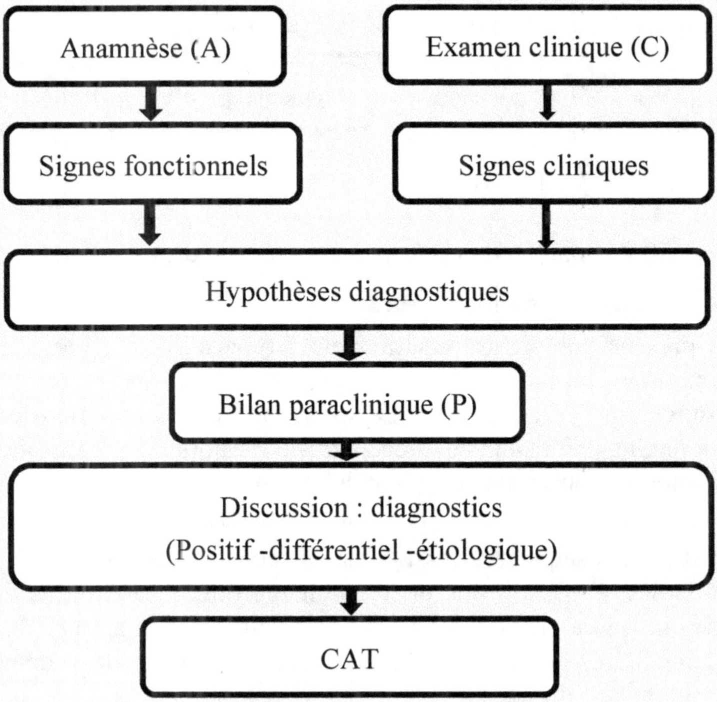

Figure 1. Schéma de la démarche dans le raisonnement médical selon l'ACP

1.3. Utilisation de l'ACP

Il existe deux approches, en fonction du contexte

1.3.1. ACP en contextes d'urgence

En cas d'urgence, nul n'est besoin de bilan paraclinique pour engager un traitement. L'on peut considérer le diagnostic de travail retenu sur la base des deux premières étapes du raisonnement médical (OMS *et al.*, 2005). En cas d'éclampsie par exemple, les réponses aux questions sont attendues plutôt des accompagnateurs.

1.3.2. ACP en dehors des urgences

L'ACP présente de manière exhaustive trois niveaux d'informations permettant de poser un diagnostic positif, ci-après schématisé :

Le schéma ci-après en est une illustration :

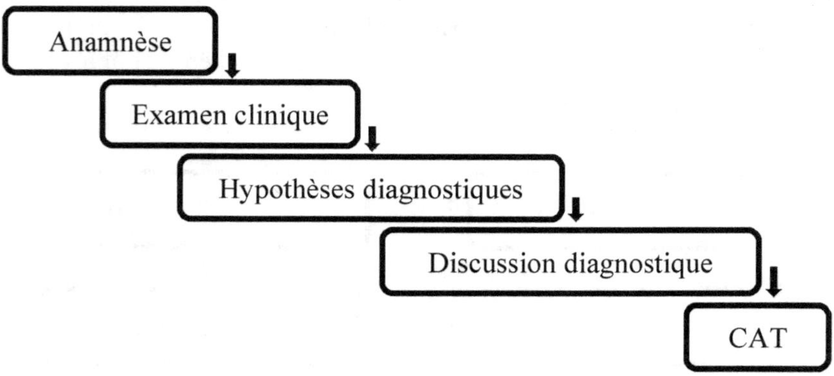

Figure 2. Démarche du raisonnement médical d'urgence selon l'ACP

1.4. Hypothèses diagnostiques

En présence de signes fonctionnels à type d'aménorrhée gravidique de 20 semaines au moins, d'élévation inaugurale des chiffres de tension artérielle à l'examen physique, il faut d'abord suspecter : l'hypertension artérielle gestationnelle, prééclampsie, prééclampsie surajoutée, etc. Ensuite, l'examen de la protéinurie instantanée par bandelette, dont le résultat positif à 2+ permet de retenir la prééclampsie comme diagnostic positif.

Il est par conséquent nécessaire de surseoir à certaines investigations plus approfondies, et assurer une prise en charge rapide susceptible de sauver la vie de la mère et de l'enfant. L'attente systématique des résultats complémentaires pourrait être fatale. Ainsi, la maîtrise de la démarche ACP tient compte de l'urgence.

2.

Datation en grossesse

Les différents signes fonctionnels rapportés au cours de la grossesse devraient orienter vers une pathologie « présumée », à identifier. Quoi qu'il en soit, l'orientation diagnostique est étroitement liée à l'âge de la grossesse. Aussi, le même signe fonctionnel, apparu au début ou vers la fin de la grossesse, suggérera-t-il des pathologies différentes. D'où l'impérieuse nécessité de bien préciser l'âge de la grossesse avant toute analyse autour des signes.

2.1. Des périodes de la grossesse

Il en existe deux périodes de la grossesse

2.1.1. Période embryonnaire

Elle correspond aux 60 premiers jours de la grossesse (8 semaines révolues). Étant donné l'impossibilité de déterminer avec exactitude la date de la conception, prendre pour repère l'aménorrhée (74 jours d'aménorrhée, soit 10 semaines révolues d'aménorrhée).

2.1.2. Période fœtale

Elle va de neuf semaines de grossesse (11 semaines d'aménorrhée) à l'accouchement.

2.2. Des trimestres de la grossesse

Il en existe, évidemment, trois :

2.2.1. Premier trimestre

Il va de la conception à 12 semaines révolues de grossesse (14 semaines révolues d'aménorrhée) (OMS *et al.*, 2010).

2.2.2. Deuxième trimestre

De 13 semaines de grossesse (15 semaines d'aménorrhée) à 25 semaines de grossesse (27 semaines d'aménorrhée) (OMS *et al.*, 2010).

2.2.3. Troisième trimestre

De 26 semaines de grossesse (28 semaines d'aménorrhée) à l'accouchement (OMS *et al.*, 2010).

2.3. Des pathologies en fonction de l'âge de la grossesse

L'on distingue des pathologies précoces et des pathologies tardives. Il s'agit essentiellement de **saignements.**

2.3.1. Pathologies précoces de la grossesse

Sont considérées comme précoces les pathologies survenant avant l'âge de viabilité du fœtus (22 semaines de grossesse/24 semaines d'aménorrhée gravidique selon (OMS).

2.3.2. Pathologies tardives de la grossesse

Pathologies survenant entre 22 semaines de grossesse (24 semaines d'aménorrhée gravidique) et l'accouchement.

La datation de la grossesse est l'un des éléments fondamentaux du diagnostic. Cette datation est basée essentiellement sur l'anamnèse, qui est la première étape de toute investigation en contexte de grossesse ou non. Autrement dit, ce diagnostic est fondé sur la confession de la patiente, qui ne maîtrise pas toujours les dates et leur impact sur l'obstétrique. En effet, la datation est d'autant plus importante qu'elle intervient à plusieurs niveaux (âge de la grossesse, prématurité/maturité), grossesses à terme/post-terme, indications du traitement, choix du mode d'accouchement. Aussi, l'obstétricien devrait-il s'assurer de l'exactitude des informations recueillies, et pousser des investigations plus approfondies en cas d'apparentes contradictions entre les allégations de la patiente/gestante et les signes cliniques et autres examens paracliniques pour une prise en charge obstétrique mieux adaptée.

SECTION I

SIGNES FONCTIONNELS EN OBSTÉTRIQUE

3.

Saignements (d'alerte) en obstétrique

Tout écoulement sanguin d'origine endocervicale au cours de la grossesse constitue un signe d'alerte (OMS *et al.*, 2010). Le raisonnement médical impose la maîtrise des caractéristiques sémiologiques des signes fonctionnels (SF) pour un bon diagnostic, gage d'une bonne prise en charge. Ces signes fonctionnels doivent être décrits dans le chapitre consacré à l'histoire de la maladie.

3.1. Saignement précoce de la grossesse

Pertes sanguines d'origine endo-utérine chez une gestante avant 22 semaines d'aménorrhée gravidique.

3.2. Saignement du premier trimestre

Pertes sanguines d'origine endo-utérine, de la conception à 14 semaines d'aménorrhée gravidique, soit 12 semaines de grossesse (Bever *et al.*, 2018) ; (Yee *et al.*, 2020) ; (OMS *et al.*, 2010).

3.3. Saignement tardif de la grossesse

Pertes sanguines d'origine endo-utérine à partir de 22 semaines d'aménorrhée gravidique.

3.4. Saignement antepartum

Pertes sanguines d'origine endo-utérine à partir de 22 semaines d'aménorrhée gravidique, de manière générale. Dans les pays à faibles ressources comme le Cameroun, il se situe à partir de 28 semaines d'aménorrhée gravidique (OMS *et al.*, 2010).

3.5. Hémorragie du post-partum immédiat (HPPI)

Saignement provenant des voies génitales après l'accouchement, de volume estimé à plus de 500 cc pour la voie basse, ou à plus de 1000 cc pour voie haute ; et/ou impactant sur l'état de la mère (OMS *et al.*, 2010).

3.6. Hémorragie du post-partum précoce (HPPP)

HPP survenue dans les 24 heures après l'accouchement (OMS *et al.*, 2010).

3.7. Hémorragie du post-partum tardif (HPPT)

Saignement survenant entre 24 heures et 42 jours après l'accouchement.

Il est clairement établi que tout saignement d'origine endocervicale pendant la grossesse est un signe d'alerte. La maîtrise des caractéristiques sémiologiques permettra à l'obstétricien d'en identifier les saignements inquiétants afin de décider de la prise en charge appropriée.

4.

Autres symptômes (d'alerte) en obstétrique

4.1. Hydrorrhée vaginale

Écoulement non sanguinolent d'origine endocervicale chez une gestante.

4.2. Hydrorrhée déciduale

Écoulement abondant aqueux survenant pendant les deux derniers trimestres de la grossesse (Lansac and Magnin, 2008).

4.3. Hydro-hématorrhée

Écoulement liquidien d'origine endovaginale d'aspect incolore et sanglant par intermittence.

4.4. Hydrorrhée amniotique

Écoulement par la vulve de liquide amniotique (Merger *et al.*, 1985). Il s'agit d'un liquide incolore dont le caractère amniotique doit être confirmé par la confirmation de la rupture des membranes ou par un test de détection de la présence de cellules fœtales.

4.5. Vomissements

Rejet involontaire du contenu digestif par la bouche.

4.6. Fatigue

Sensation d'épuisement.

4.7. Vertiges

Sensation de difficultés à garder l'équilibre debout ou assis.

4.8. Hypersialorrhée

Écoulement salivaire excessif.

4.9. Somnolence

Sensation d'envie de dormir.

4.10. Irritabilité

Tendance à s'énerver.

4.11. Insomnie

Manque de sommeil.

4.12. Absence de mouvements actifs du fœtus

Sensation d'absence d'activité fœtale.

4.13. Anorexie

Perte d'envie de manger.

4.14. Écoulement mammaire

Apparition, spontanément ou à l'expression, d'un liquide par le canal galactophore, qui peut être séreux (liquide aqueux ou jaune paille), grumeleux (épais, orangé, ou puriforme), séro-sanguinolent ou sanglant.

4.15. Galactorrhée

Écoulement laiteux bilatéral spontané, pluri-canalaire (Lansac *et al.*, 2007b).

4.16. Nausées

Sensation d'envie de vomir.

Les nausées constituent, avec la somnolence et la pollakiurie, des signes fonctionnels sympathiques de grossesse. Ainsi, associés à une aménorrhée de 6 semaines, ces signes font suspecter fortement une grossesse.

La grossesse est le plus souvent source de sérieux « dérèglements » de l'organisme, dénommés dans l'ensemble « petits maux de la grossesse ». L'obstétricien doit pouvoir les identifier, à travers l'interrogatoire de la patiente, les évaluer pour déceler ceux qui sont simples, constituants des malaises attendus, de ceux qui en présentent une gravité, afin de décider de la prise en charge appropriée.

SECTION II

OBSERVATION CLINIQUE

5.

Matériel et principes de l'observation clinique en obstétrique

5.1. Logistique de l'observation clinique

Certains instruments, nécessaires à la conduite de l'observation clinique en obstétrique, doivent être impérativement disponibles dans la trousse de l'apprenant/praticien obstétricien.

Tableau 1. Matériel nécessaire à l'observation clinique obstétricale

N°	Matériels	Utilité
	Équipements	
1.	Tensiomètre	Prendre la tension artérielle
2.	Thermomètre	Prendre la température
3.	Marteau	Tester les réflexes
4.	Alaise	Protéger le lit d'examen
5.	Balance	Prendre le poids
6.	Toise	Mesurer la taille
7.	Torche	Éclairer le site d'examen
8.	Obésidomètre	Déterminer le degré d'obésité
9.	Mètre ruban	Mesurer la hauteur utérine et l'abdomen
	Consommables	
10.	Antiseptique	Désinfecter les mains après examen
11.	Essuie-mains	S'essuyer les mains
12.	Speculum	Visualiser le col et la paroi vaginale
13.	Gants d'examen	Se protéger les mains et protéger la patiente lors de l'examen
14.	Décontaminant	Désinfecter les outils utilisés pour l'examen physique

Source : P. M. Tebeu

Comme nous pouvons le constater, il s'agit des équipements et consommables de gynécologie, auxquels, il faut en ajouter ceux spécifiques à l'obstétrique (Fœtoscope, Gravidomètre, partographe, mètre ruban).

5.2. Fondamentaux de l'observation clinique

Il s'agit des normes dont le respect scrupuleux contribue à la bonne conduite de l'observation clinique en obstétrique comme illustre le tableau ci-après.

Tableau 2. Normes de conduite et de restitution de l'observation clinique

N°	**Objectifs**
1.	Vérifier le contenu de la trousse (à l'aide de la check-list)
2.	Vérifier le seau de décontamination
3.	Vérifier la poubelle
4.	Se présenter et présenter les autres membres de l'équipe
5.	Demander l'avis de la patiente avant l'entretien
6.	Parler à haute et intelligible voix à la patiente
7.	Demander l'avis de la patiente avant l'examen physique
8.	Demander l'avis de la patiente pour examen en présence de l'équipe.
9.	Faire une partie de l'examen avec la patiente assise
10.	Aider la patiente à se coucher pour le reste de l'examen
11.	Recouvrir à chaque fois la partie du corps qu'on n'examine pas
12.	Respecter les conditions de prise de la pression artérielle en grossesse
13.	Faire le feedback à la patiente (à la fin)
14.	Désinfecter les gants avant de les enlever
15.	Poser la main au flanc opposé lors de l'auscultation des BDCF
16.	Palper simultanément le pouls maternel et les BDCF
17.	Porter les gants avant l'examen de l'appareil génital
18.	Déplisser les petites lèvres lors de l'insertion du speculum
19.	Déplisser les petites lèvres lors du **TV**
20.	Bien appliquer la main au fond sur l'abdomen pour le TV
21.	À la fin, aider la femme à se lever
22.	Se laver les mains
23.	Ne rapporter que ce qui a été réellement exécuté.

Source : P. M. Tebeu

5.3. Présentation chronologique de l'observation clinique

La bonne conduite de l'observation clinique exige la maîtrise d'un plan, à respecter (scrupuleusement).

Les huit étapes de l'observation clinique en obstétrique sont, par ordre chronologique :

(1) Anamnèse ;
(2) Examen physique ;
(3) Résumé ;

(4) Hypothèses diagnostiques ;
(5) Bilans complémentaires paracliniques ;
(6) Discussion diagnostique ;
(7) Traitement.
(8) Pronostic

Comme nous pouvons le noter, aux sept étapes principales s'ajoute le pronostic qui peut, soit être considéré comme une étape autonome (8), soit être incorporé au traitement (7 bis).

Tableau 3. Étapes de l'observation clinique

1.	I	Identité
2.		Motif consultation/hospitalisation
3.		Histoire (de la maladie/grossesse)
4.		Signes fonctionnels du jour (revue des systèmes)
5.		ATCD (personnels, mode de vie, conjugaux, familiaux)
6.	II	Signes généraux (pâleur, ictère, œdème, obésité)
7.		Constantes vitales (TA, pouls, FC, FR, poids, taille)
8.		Examen de la tête
9.		Examen du thorax
10.		Examen des seins
11.		Examen de l'abdomen
12.		Examen gynécologique (vulve/speculum/TV/TR)
13.		Examen des membres inférieurs
14.	III	Résumé (identité, MC/MH, syndromes)
15.	IV	Hypothèses diagnostiques (débuter par la plus probable)
16.	V	Bilans à visée diagnostique (déjà fait/à faire)
17.		Bilan à visée thérapeutique, d'extension
18.	VI	Discussion diagnostique — 1 (positif/différentiels)
19.		Discussion diagnostique — 2 (étiologique/évolutivité)
20.	VII—1	Traitement curatif
21.		But/moyens et méthodes
22.		Indications
23.		Surveillance — conseils
24.	VII—2	Pronostic
25.		Traitement préventif
26.		Conclusion (intérêt, difficultés, perspectives)

Source : P. M. Tebeu

La maîtrise du matériel de consultation, dont la disponibilité et la fonctionnalité sont à vérifier grâce à la checklist conçue à cet effet, facilite la réalisation de l'examen clinique, renforce la confiance de la patiente, qui se sent rassurée, et favorise l'exactitude du diagnostic et la sérénité lors de la prise en charge.

6.

Conduite de l’observation clinique en obstétrique

6.1 État civil

6.1.1. Identification/état civil de la patiente

- Nom, prénom ;
- GP (gravidité et parité) ;
- Âge ;
- Ethnie ;
- Religion ;
- Niveau scolaire ;
- Profession ;
- Domicile ;
- Statut marital ;
- DDR (jour du début du dernier saignement menstruel);
- Antécédents de santé sexuelle et de reproduction ;
- DPA (date probable d’accouchement calculée à partir de la DDR).

Le calcul de la DPA selon la règle de Naegele (décrite par le gynécologue obstétricien allemand Heidelberg Franz Karl Naegele à Düsseldorf en 1778) (Loytved et Fleming, 2016) ; (Nguyen *et al.*, 1999).

L’utilisation de la DDR pour le calcul de la DPA tient compte du décalage entre la durée d’un cycle (en principe 28 jours) et celle du mois (28, 29, 30, 31 jours).

Tableau 4. Récapitulatif des étapes de calcul de la DPA à partir de la DDR

DDR	DPA		Observations
J-M-A	(J + 7) — (M-3) — (A)	–	–
12-3-2017	(12 +7) – (3-3) — (2017)	DPA : 19-0-2017 Soit : 19-12-2017	Mois 0 n’existe pas : mettre 12.
25-4-2017	(25+7) — (4-3) — (2017)	DPA : 32-1-2017 Soit : 04-2-2018	Le 32 du mois n’existe pas : ajuster date, mois et année

Source : P. M. Tebeu

6.1.2. Identification/état civil du partenaire (éventuellement)

- Noms et prénoms (initiales) ;
- Profession ;
- Ethnie ;
- Religion ;
- Âge ;
- Accompagnants.

6.2. Motif de consultation/hospitalisation

6.2.1. Motif de consultation (patiente non hospitalisée).

Préoccupation invoquée par la patiente.

Il peut être question de :

–Signes fonctionnels : douleurs, saignements :

–Signes généraux : asthénie, anorexie, amaigrissement, anémie (pâleur), ictère (conjonctives et mains jaunes, œdèmes).

6.2.2. Motif d'hospitalisation (patiente internée).

Peut être évoqué :

–Par la patiente hospitalisée elle-même ;

–À partir du diagnostic évoqué par le confrère ayant décidé de l'hospitalisation avant de nous la référer ;

–Par rapport à la prise en charge déjà engagée dans le service.

Se baser sur le rapport :

–Des confrères (i.e. : patiente référée d'un centre de santé et admise pour traitement d'un cancer du col).

–De prise en charge dans le service (patiente au 3e jour d'accouchement par césarienne).

Ne pas trop détailler le motif d'hospitalisation, au risque d'évoquer précocement ce qui sera considéré comme diagnostic (éviter par exemple d'évoquer la technique chirurgicale et l'évolution).

6.3. Histoire de la pathologie

Sa structuration dépend des cas : en suivi prénatal de routine sans/avec plainte.

En cas de plainte, en obstétrique tout comme en gynécologie, le terme « histoire de la maladie » est approprié.

6.3.1. Description du motif de consultation

- Considérant chaque signe fonctionnel comme un tiroir, en préciser les caractéristiques (cas de la douleur par exemple).

–Localisation ;

–Type ;

–Intensité ;

–Irradiation ;

–Position d'accalmie ou d'aggravation ;

–Facteurs déclenchants/aggravants ;

–Effet crescendo, decrescendo, etc.

- Description du parcours de soins (consultations faites et médicaments utilisés).
- Description de l'évolution (amélioration, stabilité, aggravation, tout en précisant les raisons de la caractérisation).

6.3.2. Description du motif d'hospitalisation

Pour la grossesse, il existe 2 cas de figure : suivi prénatal de routine, et plainte particulière ou urgence obstétricale.

Gestantes avec plainte (s)

L'histoire est constituée de deux parties :

D'abord la description du signe fonctionnel motif de consultation comme en gynécologie,

ensuite la description du suivi prénatal, conduite comme ci-dessous suggéré :

- Âge de la grossesse au début de la CPN (permet de savoir s'il a effectivement débuté au premier trimestre comme préconisé par l'OMS) ;
- Lieu de la CPN ;
- Personne l'ayant conduite ;
- Le nombre et le calendrier de CPN (permet de savoir si elles ont été étalées selon le calendrier proposé par l'OMS). En absence de complications, le calendrier suggère au moins 8 visites/contacts régulièrement étalées à partir de la première avant 16 semaines.
- Consultation/contact du premier trimestre (avant 16 semaines) ;
- Cinq consultations intermédiaires : 20, 24, 28, 32, 34 semaines ;
- Deux consultations à terme : 36, 38 semaines ;
- Contenu des CPN : a évaluer selon quatre piliers proposés par l'OMS.

1. Promotion de la santé (hygiène vestimentaire, nutritionnelle, PF) ;

2. Prévention des maladies (bilans biologiques, morphologiques, dépistages, vaccins, supplémentations) ;
3. Traitement des maladies (pathologies survenues, diagnostics, traitements, évolution) ;
4. Plan d'accouchement : neuf composantes doivent être prises en considération.

Tableau 5. Récapitulatif du plan de préparation de l'accouchement

Domaine		Contenu
I.	Établissement d'accouchement (2)	Salle de travail
		Salle d'accouchement
II.	Signes importants (2)	1. Signes de travail avancé
		2. Signes de danger
III.	Ressources humaines (4)	1. Accoucheur compétent pour assister la femme
		2. Personne qui prendra éventuellement des décisions
		3. Soutien familial et communautaire
		4. Donneur (s) de sang
IV.	Ressources matérielles (3)	1. Mode de transport fiable et accessible
		2. prévision financière
		3. Consommables

Source : P. M. Tebeu

Examen essentiellement obstétrical

i-Inspection obstétricale avant la mensuration ;

ii-Mensuration (HU, CA).

Il existe une corrélation entre la hauteur utérine et l'âge gestationnel. En effet, le calcul de la HU entre 16 et 32 SA, se fait à l'aide de la formule définie (empiriquement) par **Fournié** en 1987 (Fournie *et al.*, 2007) :

$$\mathbf{HU = [SA-4]}$$

Figure 3. Formule d'estimation de la hauteur utérine selon Fournié

Suspecter une anomalie du volume utérin dont il faudra retrouver l'étiologie. Par exemple : 30 SA, la HU varie entre 26 et 31 cm.

De 32 SA au terme de la grossesse : hauteur utérine augmente d'environ 0,5 cm par semaine.

La HU et la CA peuvent être utilisées pour l'estimation du poids fœtal, mais, seulement à partir de 36 semaines d'aménorrhée gravidique (Fournié *et al.*, 2007).

Tableau 6. Formules d'estimation du poids fœtal

Méthode de	Formule	Écart type
Johnson	155 x (HU –12) si non-engagement 155 x (HU –11) si engagement	+/-275 g
McDonald	(HU x CA)	+/-250 g
Kongnyuy & Mbu	3 x $(HU)^2$	+/-250 g

Source : PM Tebeu

Les sources de ces formules sont : Johnson (Alijahan *et al.*, 2014) ; Mcdonald (Ogunranti, 1990) ; (Engstrom and Chen, 1984) ; et Kongnyuy & Mbu (Kongnyuy and Mbu, 2007)

iii-Palper obstétrical

Il se fait en trois étapes : appréciation de l'axe de la présentation du fœtus, grâce à quelques manœuvres physiques (Léopold, de Budin).

La manœuvre de Léopold (Doyen et Langer, 2017)

Elle se fait en 4 temps ;

–Exploration du fond utérin ;

–Exploration du plan du dos ;

–Exploration vers le détroit supérieur ; et enfin

–Vérification de l'engagement.

La manœuvre de Budin (Doyen and Langer, 2017)

La manœuvre de Budin intervient en cas de difficulté à avoir le plan du dos au second temps de la manœuvre de Léopold. L'on exprime le fond utérin avec la main droite et l'on recherche le dos avec la main gauche.

iv-Auscultation obstétricale

Les bruits du cœur fœtal sont recherchés à mi-chemin entre l'épine iliaque antérosupérieure et l'ombilic du côté où se trouve le dos, en cas de présentation céphalique.

En présentation du siège, c'est plus au-dessus de l'ombilic du côté du dos que se trouveront les battements du cœur fœtal (BDCF).

Résumé

Deux actions sont nécessaires :

–Rappels sur l'état civil et les principaux antécédents de la patiente ;

–Regroupement des trouvailles en syndromes.

6.4. Hypothèses diagnostiques

Plusieurs hypothèses diagnostiques sont envisageables. Commencer par la plus probable :

Les hypothèses diagnostiques sont présentées conformément au schéma AC (anamnèse et clinique). Il faut évoquer au moins trois des hypothèses, toujours commencer de la plus probable vers la moins probable.

Dans un contexte d'urgence, discuter aussitôt le diagnostic sans forcément attendre le bilan complémentaire. Vu le délai pour un traitement efficace.

Bilans

Les bilans précèdent la discussion diagnostique (sauf en contexte d'urgence). Ils permettent d'évoquer le diagnostic positif et de proposer les diagnostics différentiels conformément au schéma ACP. Il importe de toujours connaître les bilans déjà faits, pour mieux appréhender ce qu'il faut encore proposer.

–Bilan à visée diagnostique ;

–Bilan d'extension ;

–Bilan de terrain (GS/RH, électrophorèse HB, test VIH, antigène HBS) ;

–Bilan à visée thérapeutique.

6.5. Discussion diagnostique

La discussion diagnostique vise trois objectifs clairement définis.

–Primo : établir le diagnostic positif. Commencer par éliminer les 2 moins probables afin de retenir la plus probable (diagnostic positif).

–Secundo : établir l'évolutivité.

–Tercio : retrouver la cause, et donc le diagnostic étiologique.

En fonction du cas, il faudra aussi discuter de la topographie et de l'anatomie pathologique.

Les différentes options diagnostiques possibles sont présentées en s'inspirant du concept « Terrain-ACP » :

–Diagnostic positif : le plus probable ;

–Diagnostics différentiels : les moins probables ;

–Diagnostic de gravité/évolutivité ;

–Diagnostic étiologique ;

–Diagnostic de retentissement ;

–Diagnostic topographique ;

–Diagnostic histologique.

6.6. Traitements

En fonction des pathologies, distinguer le traitement curatif du traitement préventif.

6.6.1 Traitement curatif

Beaucoup plus hospitalier, il est axé sur les éléments suivants :

- Buts ;
- Moyens et méthodes ;
- Indications :
  - ✓ Déterminants des indications thérapeutiques ;
  - ✓ Conduite pratique.

6.6.2. Surveillance (grossesse)

–Actuellement ;

–Jusqu'à l'accouchement ;

–Pendant le déroulement de l'accouchement ;

–Surveillance du post-partum ;

–Surveillance des éventuelles prochaines grossesses.

6.6.3. Counseling

Le counseling est essentiellement orienté sur deux axes.

- Counseling sur la pathologie ;
- Counseling sur la prise en charge thérapeutique.

6.6.4. Pronostic

Le pronostic doit être structuré selon deux axes, dont celui prenant en compte la mère et celui orienté vers le fœtus. Toutefois, il faut séquencer en trois moments :

- Immédiat ou à court terme ;
- À moyen terme ;
- À long terme.

6.6.5. Traitement préventif

Essentiellement du domaine de la santé publique communautaire, il se divise en trois parties :

- Promotion de la santé : sensibiliser sur les comportements favorables au bien-être ;
- Prévention primaire : axée sur les facteurs de risque, la vaccination ;
- Prévention secondaire : axée sur le dépistage, le diagnostic et le traitement précoce.

Une bonne consultation en obstétrique tient compte de l'étiopathogénie, de l'épidémiologie, des facteurs de risque, du motif de consultation, des signes biologiques et fonctionnels. Tout ce qui précède permet de déterminer le pronostic, le traitement, ainsi que le suivi de la patiente et/ou de bébé.

SECTION III

SIGNES OBSTÉTRICAUX

7.

Signes obstétricaux

7.1. Signe de Chadwick

Coloration bleuâtre/violacée du col de l'utérus, du vagin et des lèvres, consécutive à l'augmentation de la vascularisation et l'imprégnation œstrogénique entraînant une congestion veineuse. C'est un signe physique (SP) précoce de la grossesse (Gleichert, 1971).

7.2. Signe de Hegar

L'isthme utérin est ramolli aux alentours de six semaines de grossesse (huit semaines d'aménorrhée gravidique). Ainsi, les doigts abdominaux orientés sur l'isthme en avant arrivant au contact des doigts vaginaux placés sur l'isthme en arrière traduisent le signe de Hegar (Speck, 1986).

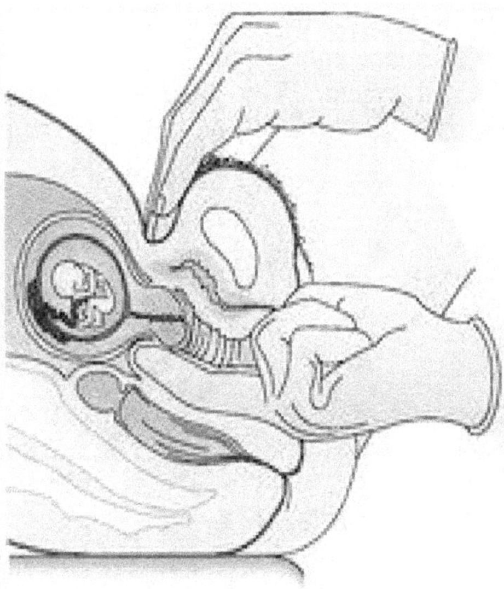

Figure 4. Signe de Hegar (illustration)

Source : https://images.app.goo.gl/rFE5vBa5zFpVAjD8

7.3. Signe de Noble

La perception des bords de l'utérus dans les culs de sacs latéraux du vagin est signe de grossesse récente (à partir de la 6e SA).

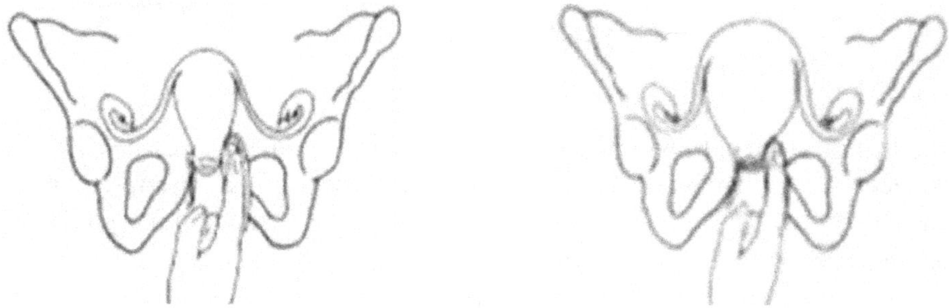

Figure 5. Signe de noble (illustration)

Source : https://images.app.goo.gl/Jza1VFQ5XKUgKoBF9

7.4. Signe de Farabeuf

Pendant le travail d'accouchement, quant à l'introduction des doigts du médecin dans le vagin avec l'intention d'atteindre le promontoire, seuls le majeur et l'index trouvent place entre le pôle fœtal et le plan sacro-coccygien, c'est un indice de l'engagement : l'on parle de la présence du signe de Farabeuf (Speck, 1986).

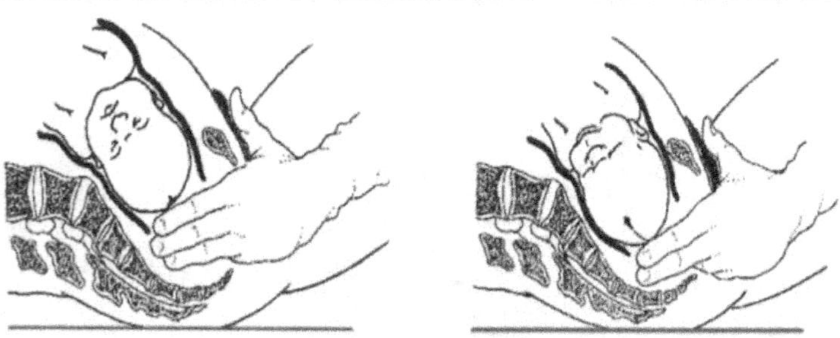

Figure 6. Signe de Farabeuf (illustration)

Source : https://images.app.goo.gl/7FvzP13hd9ypsrqj9

7.5. Signe du Débord sus-pubien

Méthode d'évaluation de l'engagement, et de la possibilité d'accouchement par voie basse. Il s'agit d'un relief perçu à la palpation comme une marche d'escalier suivant le bord supérieur de la symphyse pubienne. L'obstétricien palpe la tête fœtale au-dessus du plan de la symphyse pubienne (Speck, 1986). Si ce débord correspond à la tête du fœtus, le pronostic est défavorable. En effet, la tête du fœtus qui ne descend pas dans le pelvis, et reste au-dessus de la symphyse pubienne signe une probable disproportion céphalo-pelvienne (DCP).

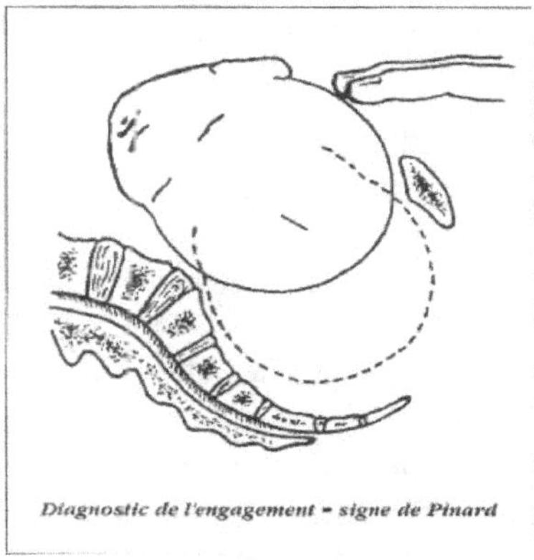

Figure 7. Signe de débord sus-pubien (illustration)

Source : https://images.app.goo.gl/

7.6. Signe de Chaussier

Douleur épigastrique sévère en barre à irradiation horizontale droite décrite par François Chaussier (1746-1828) comme prodrome typique d'éclampsie. La douleur serait due à la distension de la capsule hépatique par une hémorragie sous-capsulaire (Collineta et Jourdain, 2007).

7.7. Signe de Budin

Résultant d'un test clinique à la recherche de la présence de pus lors d'une mastite au cours de l'allaitement, ce signe a été décrit au XIXe siècle par l'obstétricien français Pierre-Constant Budin.

Le test consiste à visualiser l'écoulement du lait exprimé sur une compresse, qui donne deux résultats possibles :

–Apparition d'une seule auréole : le lait est alors dit homogène, traduisant l'absence de pus ; le résultat du test est négatif (Magy and Lejealle, 2013). Le lait est sain, et propre à l'allaitement ;

–Apparition de plus d'une auréole : le lait est alors probablement contaminé : le signe est dit positif (infecté, contre-indiqué à alimentation).

7.8. Signe de Spalding I (radiologique)

Chevauchement des os du crâne qui suggère une dislocation de la voûte crânienne (SPALDING I). Sa présence suggère une mort fœtale in utero (THOMSON, 1950).

7.9. Signe de Spalding II (radiologique)

Angulation du rachis due à la laxité anormale (SPALDING II) (THOMSON, 1950).

7.10. Signe de Devel (radiologie)

Présence d'un halo clair péri-céphalique qui correspond au décollement du cuir chevelu (DEVEL).

7.11. Signe de Robert (radiologie)

L'éventuelle présence des bulles gazeuses dans des cavités cardiaques et les gros vaisseaux.

7.12. Signe de Homans

Douleur ressentie au niveau de la jambe d'une patiente installée en décubitus dorsal. En pratique, le membre inférieur tendu et bloqué en extension avec la main gauche qui appuie sur le genou. On procède à la dorsiflexion du pied avec la main droite. La sensation de la douleur au niveau du mollet suggère une éventuelle thrombose veineuse profonde (Ambesh *et al.*, 2017) ; (Levi *et al.*, 1999).

7.13. Triade de Virchow

La triade de Virchow décrit les trois principaux facteurs qui favorisent la survenue d'une thrombose veineuse profonde. Elle associe les trois variables (Lurie *et al.*, 2019) ; (Kushner *et al.*, 2020) suivantes :

–Hypercoagulabilité ;

–Changement hémodynamique (stase, turbulence) ;

–Lésions endothéliales (trauma).

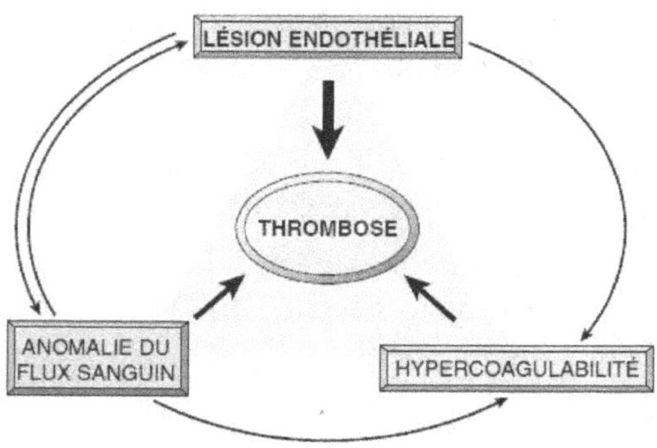

Figure 8. Triade de Virchow (illustration)

Source : https://images.app.goo.gl/E38Zmy3LLKLAv3nK6

SECTION IV

ANOMALIES MATERNELLES ET FŒTALES

8.

Syndromes en obstétrique

8.1. Syndrome de Potter

Décrit par Edith Potter en 1946, le **syndrome de Potter** est une série de malformations décelables chez le nouveau-né, à la suite d'un oligoamnios. En absence ou en situation d'insuffisance du liquide amniotique, le fœtus se développe dans un milieu trop exigu, ce qui donne à son visage une morphologie particulière, dénommée faciès de Potter (Curchod et Prod'hom, 1961) :

8.1.1. Diagnostic du syndrome de Potter

- Oreilles aplaties ;
- Front élargi ;
- Yeux écartés ;
- Nez retroussé, plat et large, écrasé à sa base ;
- Menton fuyant ;
- Implantation des oreilles basses.
- Oreilles mal ourlées ;
- Mains et pieds généralement rentrant vers l'intérieur (pieds bots) ;
- Muscles et poumons peu développés.

Ci-après l'illustration du syndrome de Potter (Bernardor & Tsimaratos, 1998) :

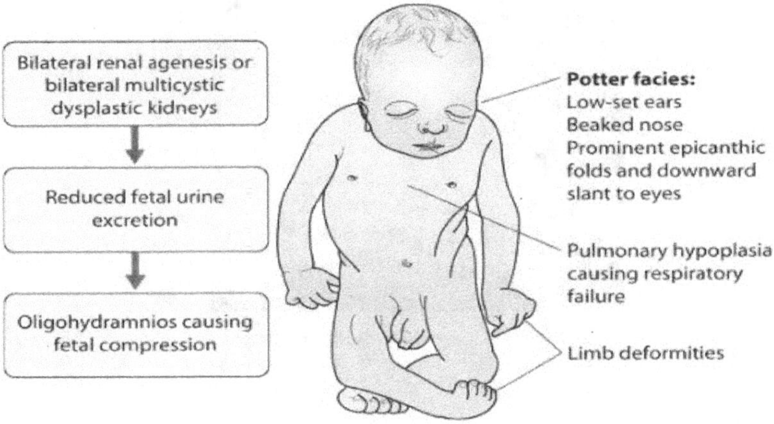

Figure 9. *Physiopathologie du syndrome de Potter*

Source : https://images.app.goo.gl/sQed651WR6i1N99t7

8.1.2. Causes de l'oligoamnios

- ✓ Agénésie rénale bilatérale (ARB)
- ✓ Maladie polykystique du rein,
- ✓ Hypoplasie rénale
- ✓ Uropathie obstructive.

8.1.3. Signes du syndrome de Potter

Le syndrome de Potter est un ensemble de complications du tableau de l'Oligoamnios

8.1.4. Caractéristiques échographiques

- ✓ Pieds figés ;
- ✓ Hypoplasie pulmonaire ;
- ✓ Anomalies crâniennes.

8.2. Syndrome de Cockett

Encore appelé syndrome de May-Thurner est une anomalie anatomique fréquente (15-20 % de la population), mais, souvent asymptomatique, marquée par la compression sur les vertèbres lombaires de la veine iliaque commune gauche par l'artère iliaque primitive droite (https://www.bing. comb/search?q=syndrome+de+cockett&go=rechercher&qs=ds&form=QBR)

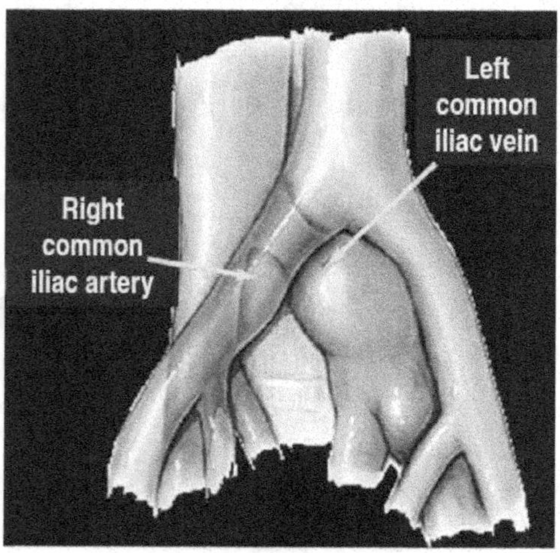

Figure 1. Illustration demonstrating the anatomic compression seen in May-Thurner syndrome.

Figure 10. Syndrome de Cockett (illustration)

Source : https://images.app.goo.gl/kUKdWFMDkccDq3UW8

8.3. Syndrome de Budd-Chiari

✓ Causes

Le syndrome de Budd-Chiari, peu fréquent, résulte de l'obstruction des veines sus-hépatiques (au moins une des trois) consécutive à une thrombose, une tumeur ou un kyste hydatique du foie (https://fr.wikipedia.org/wiki/Syndrome de_Budd-Chiari).

Le syndrome Budd-Chiari, qui n'apparaît généralement que pendant le post-partum, est de cause thrombotique.

Il en résulte une nécrose des segments hépatiques, exception faite du premier segment qui se jette directement dans la veine cave inférieure (sans passer par les veines sus-hépatiques). Le diagnostic se fait par angiographie.

✓ Manifestations

–Douleur abdominale ;

–Hépatomégalie douloureuse ;

–Ascite, hypertension portale ;

–circulation collatérale ;

8.4. Syndrome de Bandl-Frommel

8.4.1 Définition

Aussi appelé « syndrome de lutte », il s'agit d'un tableau de pré-rupture de l'utérus gravide.

8.4.2. Caractéristiques

Observé au cours d'un travail prolongé, le syndrome de Bandl-Frommel est une manifestation des signes de lutte, se traduisant par une hypertonie utérine, rétraction du corps utérin sur le segment inférieur, puis une dépression ou anneau de Bandl, qui se creuse à l'union du corps de l'utérus et de son segment inférieur (Jaszmann 1963).

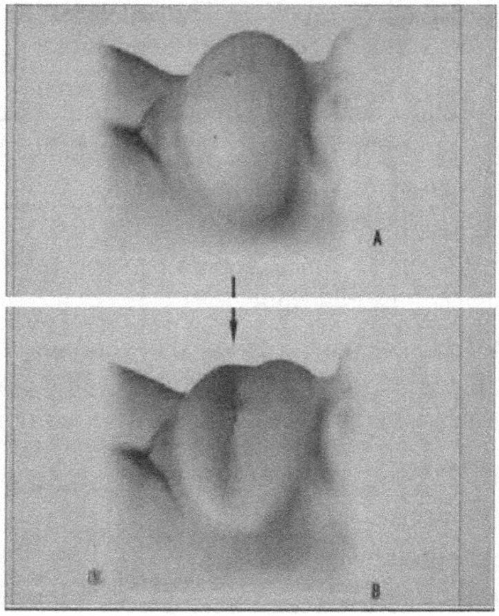

Figure 11. Syndrome de Bandl-frommel (illustration)

Source : https://images.app.goo.gl/kuP7V7FaNRe8dsii9

8.4.3. Syndrome de Down

8.4.3.1. Définition

Le syndrome de Down encore appelé trisomie 21 est une anomalie génétique causée par la présence d'une troisième copie de chromosome 21 (totale ou partielle) (https:// www.trisomie21.org).

8.4.3.2. Clinique

Le syndrome de Down est systématiquement associé à trois traits, dont deux physiques, dont le retard de croissance, et des traits faciaux (petite tête, visage large et plat, nez court) et un intellectuel (déficience intellectuelle de degré variable).

8.4.3.3. Cause

La trisomie 21 (caryotype 47, XX+21 pour la femme et 47, XY+21 pour l'homme) est causée par la présence d'un chromosome surnuméraire sur le chromosome 21. Aussi, la cellule de l'œuf est-elle produite avec une copie supplémentaire de chromosome 21 ; cette cellule a donc 24 chromosomes.

La combinaison d'une cellule anormale d'un parent avec une cellule normale de l'autre parent donne un embryon de 47 chromosomes, avec trois copies de chromosome 21.

En ce qui concerne l'origine parentale, les statistiques donnent approximativement :

-88 % de cas de trisomie 21 résultent de la non-séparation des chromosomes chez la mère,

-8 %, de la non-séparation chez le père, et

-3 % après fécondation de l'œuf.

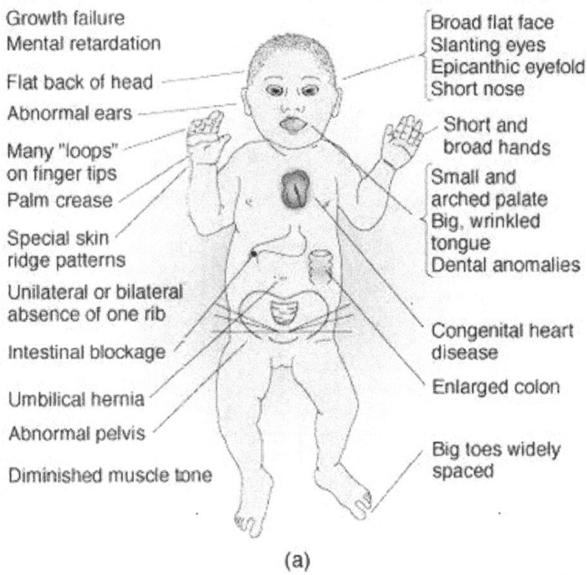

Figure 12. Trisomie 21 (illustration)

Source : https://images.app.goo.gl/QN2dCZwd6mcXNZMo7

8.4.4. Syndrome de Turner

En anglais Turner syndrome/Ulrich Turner syndrome, la dysgénésie gonadique, 45X0, comprend plusieurs anomalies chez la femme dont la monosomie X (absence d'un chromosome sexuel entier, absence du corpuscule de Barr).

Dans quelques cas, manque de chromosome dans quelques cellules, mais pas donc d'autres, condition connue sous le nom de mosaïsme, en anglais « Turner mosaicism. »

Cette condition de 1/2.500 nouveau-nés, dans le monde, est plus fréquente dans les grossesses terminées précocement : interruption sélective de grossesse (ISG), mort fœtale intra-utérine (MFIU).

Le syndrome de Turner, sans pourtant être systématiquement héréditaire, est une condition chromosomique liée au chromosome X, qui influence le développement de la femme. (https://fr.wikipedia.org/wiki/ Syndrome_de_Turner).

En obstétrique, la maîtrise des syndromes facilite l'orientation diagnostique, pronostique, et par conséquent, la conduite à tenir afin d'éviter, ou d'inhiber, autant que possible les complications de la grossesse et son devenir, avec la prévision des soins périnataux.

9.

Anomalies herniaires

9.1. Hernie hiatale

9.1.1. Définition

Affection, anomalie caractérisée par le passage d'une partie de l'estomac vers le thorax à travers l'orifice diaphragmatique anormalement large consécutif à l'augmentation de la pression au niveau de l'abdomen (Flores *et al.*, 2020) ; (Hutopila and Copaescu, 2019) ; (Tomida *et al.*, 2020).

9.1.2. Clinique

–Souvent asymptomatique (découverte fortuitement) ;

–Les symptômes suggérant une hernie hiatale sont généralement ceux associés à la présence d'un reflux gastro-œsophagiens :

- Le liquide gastrique, refoulé vers l'œsophage, provoquant des brûlures œsophagiennes de trajet ascendant, sensations de remontées acides, appelées pyrosis ;
- Douleurs sur la partie haute de l'abdomen ;
- Régurgitations alimentaires, parfois acides, surtout après le repas ;
- Rots, hoquet, nausées ;
- Toux (surtout la nuit) ;
- Difficultés à avaler (dysphagie).

9.2. Hernie diaphragmatique

Orifice anormal dans le diaphragme, responsable de dyspnée.

Il existe deux types de hernies diaphragmatiques (Hernie Bochdalek et Morgani) (Iskandar, 2018) ; (Kumar *et al.*, 2019) ; (Peri *et al.*, 2020).

9.2.1. Hernie de Bochdalek

C'est la forme la plus fréquente (85 %). L'orifice diaphragmatique se trouve généralement sur le côté gauche. L'estomac, le foie, la rate ou l'intestin se déplacent dans la cavité thoracique. Le diagnostic est long à établir, car cette hernie ne se retrouve, généralement, que chez les nouveau-nés. Cependant, face à un malade qui se plaint de dyspnée et de douleurs abdominales difficilement explicables, suspecter la hernie de Bochdalek même si cette affection extrêmement rare chez l'adulte (Jandus *et al.*, 2009) ; (Peri *et al.*, 2020) ; (Kumar *et al.*, 2019) ; (Peri *et al.*, 2020).

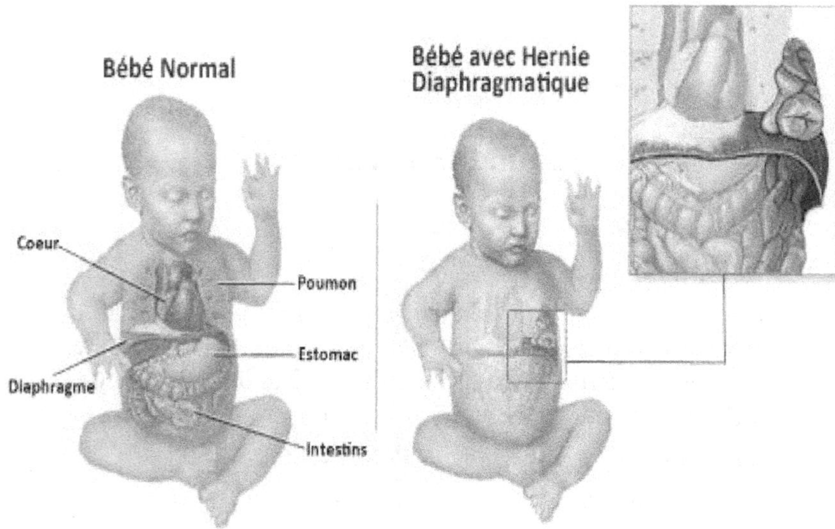

Figure 13. Hernie de Bochdalek (illustration)

Source : https://images.app.goo.gl/LAçrx3vTHmZftyH29

9.2.2. Hernie de Morgagni

L'orifice diaphragmatique se trouve généralement sur le côté **droit**. Le foie et/ou l'intestin se déplacent habituellement dans la cavité thoracique. Hernie de Morgagni est moins grave (Nachar & Leclerc, 1998) ; (Belokonski *et al.*, 2004).

SECTION V

MANŒUVRES EN OBSTÉTRIQUE

10.

Manœuvres obstétricales

La manœuvre obstétricale peut être considérée comme une action manuelle, conjuguant art, technique et intelligence, pour arriver à gérer efficacement la complication au cours de la grossesse ou de l'accouchement.

10.1. Manœuvre de Budin

10.1.1. Définition

La manœuvre de Budin consiste à appuyer sur le fond utérin pour accentuer la saillie du dos du fœtus (Lansac *et al.*, 2017).

10.1.2. Procédures

–La main gauche placée sur le fond de l'utérus appuie sur le siège du fœtus pour accentuer la flexion générale de son corps, rendant ainsi le dos plus saillant.

–De la main droite, l'examinateur appuie alternativement le côté droit, puis gauche de l'utérus. D'un côté, il en déprime facilement la paroi, de l'autre il rencontre un plan résistant. Ce dernier est le dos, dont le plan se continue régulièrement en haut avec le siège. En bas, il est séparé de la tête par une dépression : le sillon du cou surmonté de la saillie acromiale.

–Du côté opposé au dos, se perçoivent plus ou moins nettement les membres du fœtus sous forme de petites masses fuyantes.

–Dans les variétés antérieures, le dos est largement accessible au palper ;

–Dans les variétés postérieures, les doigts n'en perçoivent souvent que le bord latéral.

10.2. Manœuvres de Léopold

10.2.1. Définition

Manœuvres de Léopold est une série de quatre gestes visant à repérer les différentes parties du fœtus (Udompornthanakij *et al.*, 2019) ; (Preyer *et al.*, 2019) ; (Nahum, 2002) ; (Thorp, Jr. *et al.*, 1991) ; (Lansac *et al.*, 2017).

10.2.2. Rôle

Chaque manœuvre de Léopold a une valeur diagnostique et pronostique au cours de la grossesse ou de l'accouchement.

Tableau 7. Manœuvres de Léopold (et rôles)

N°	Manœuvres	Repérage à faire
1	Première manœuvre	Fond utérin
2	Seconde manœuvre	Flancs
3	Troisième manœuvre	Détroit supérieur
4	Quatrième manœuvre	En cas d'engagement

Source : https://www.msdmanuals.com/fr/professional/multimedia/figure/gyn_leopold_maneuver_fr

Les figures ci-après illustrent les procédures de réalisation des différentes manœuvres de Leopold.

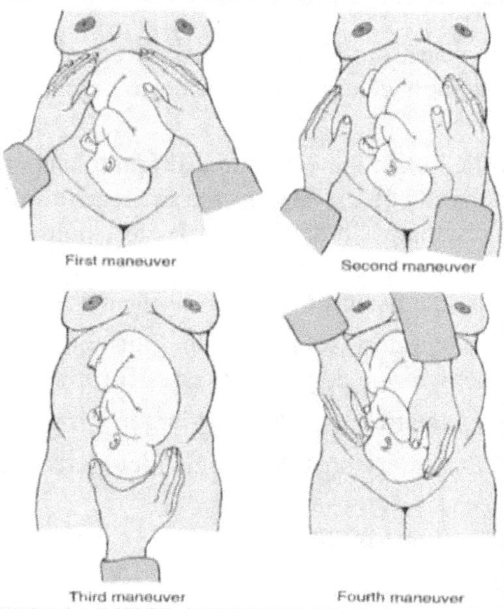

Figure 14. Manœuvres de Léopold (illustration)
Source : https://images.app.goo.gl/WuQwjxjb82h1C5v46

La quatrième manœuvre permet de rechercher s'il y a engagement grâce au signe de Lorier (moignon épaule-symphyse < 3 travers de doigts) (Doyen & Langer, 2017).

10.3. Manœuvre de Mauriceau

10.3.1. Définition

Manœuvre de Mauriceau : procédure d'accouchement de la tête en présentation du siège. N'est indiquée que sur une tête « engagée ». La rétention de la tête dernière dans l'excavation pelvienne est beaucoup plus simple à traiter qu'en absence d'engagement (Reitter *et al.*, 2020) ; (Karamanou *et al.*, 2013).

10.3.2. Procédure

1. Le fœtus est à cheval sur l'avant-bras gauche de l'accoucheur ; il introduit 2 doigts dans la bouche jusqu'à la base de la langue.

2. L'opérateur fléchit le pôle céphalique fœtal en amenant, tout doucement, le menton sur l'appendice xiphoïde.

3. Les doigts de l'autre main, placés de part et d'autre du cou sur les acromions (l'index et le majeur à la manière de bretelles), exercent une traction synchronique sur les épaules fœtales. Cette traction effectuée sur les épaules est orientée très en bas, dans l'axe ombilico-coccygien.

4. Une fois l'occiput calé sous la symphyse (maternelle), le fœtus est progressivement relevé vers le ventre et le dégagement laisse apparaître successivement la bouche, le nez, les yeux et enfin le front du nouveau-né.

Les doigts intra-buccaux ne jouent donc pas de rôle dans la traction, mais uniquement dans la flexion de la tête, permettant ainsi l'amoindrissement des diamètres céphaliques et la solidarisation céphalothoracique (Lansac *et al.*, 2017).

10.4. Manœuvre de Lorier

10.4.1. Définition

La manœuvre de Lorier est la méthode extra-génitale de détermination de l'engagement.

10.4.2. Procédure

Repérage de l'acromion, afin de vérifier si la présentation est engagée (moignon épaule-symphyse < 3 travers de doigts (Doyen & Langer, 2017).

10.5. Manœuvre de Mauriceau-Smellie-Veit

Même procédure que la manœuvre de Mauriceau (17.3) avec en plus la présence d'un aide qui exerce, au-dessus du pubis, une pression sur le sommet du crâne fœtal.

10.6. Manœuvre de Bracht

10.6.1. Définition

Procédure d'accouchement de la tête en présentation du siège.

10.6.2. Indication

Quand les omoplates fœtales apparaissent à la vulve.

10.6.3. Procédure

À l'apparition des omoplates fœtales à la vulve, saisir les cuisses du fœtus ;

Relever lentement et doucement le tronc vers le haut en exerçant une traction modérée ;

Enfin, rabattre le dos de l'enfant sur le ventre de la mère ;

Alors la tête fœtale sort spontanément (Lansac *et al.*, 2017).

10.7. Manœuvre de Lovset

10.7.1. Définition

Série de gestes visant à extraire les membres supérieurs lors des accouchements en présentation du siège.

10.7.2. Procédure

1. Saisir le fœtus par le bassin entouré d'un champ, les 2 pouces de (l'opérateur) sur le sacrum, les 2e et 3e doigts sur l'aile iliaque.

2. Effectuer une (première) traction du fœtus vers le bas, suivie d'une première rotation de 90^{0} pour amener une épaule (dite antérieure) sous la symphyse pubienne, puis elle se dégage aisément.

3. Effectuer une seconde rotation de 180°, qui amène la seconde épaule (postérieure) en antérieur, et elle se dégage aussi aisément.

Au total, il y a eu une double conversion (par 2 mouvements de 90° et de 180° respectivement).

L'introduction de la main dans les voies génitales est déconseillée (Lansac *et al.*, 2017).

10.8. Manœuvre de Champetier de Ribes

10.8.1. Définition

Manœuvre de Champetier de Ribes : série de gestes visant à engager manuellement la tête fœtale et l'extraire en situation de présentation du siège avec rétention de la tête non engagée.

10.8.2. Indication

Étant donné sa dangerosité, la manœuvre de Champetier de Ribes est particulièrement déconseillée (Lansac *et al.*, 2017).

En obstétrique, du moins en ce qui concerne l'évolution de la grossesse et le terme logique, qui est l'accouchement, les choses se passent souvent « naturellement ». Mais, ce n'est pas toujours le cas. Raison pour laquelle certaines grossesses sont suivies avec plus d'attention, certains accouchements assistés, de manière plus ou moins active. Pour le faire, des « manœuvres » ont été décrites par des scientifiques expérimentées afin d'orienter l'obstétricien, afin d'éviter la navigation à vue. La maîtrise desdites manœuvres, leur double perspective exploratoire et réparatrice, est fondamentale pour la prompte solution efficace aux possibles anomalies et/ou complications obstétricales, pour le bien-être de la mère et du bébé.

SECTION VI

INDICES EN OBSTÉTRIQUE

11.

Indices

En anglais « index », l'indice, en obstétrique, est une cotation qui permet d'évaluer une entité anatomique ou biologique.

11.1. Indice du liquide amniotique selon Phelan

11.1.1. Définition

L'évaluation de Phelan utilise un *indice amniotique*, qui est la somme des profondeurs (diamètres verticaux) de liquide de quatre quadrants.

Les quadrants sont des divisions virtuelles de l'utérus obtenues à partir de deux droites perpendiculaires se croisant au niveau de l'ombilic (Queenan *et al.*, 1972).

11.1.2. Cotation et interprétation

Tableau 8. Indice du liquide amniotique selon Phelan

Indice (cm)	Interprétation
]0-5]	Oligoamnios
]5-8]	Marginal
]8 –18]	Volume normal
]18-25]	Excès
> 25	Hydramnios

Source : https://fr.wikipedia org/wiki/Mesure_du_volume_du_liquide_amniotique

Si l'indice est inférieur à 8, refaire la mesure trois fois, ensuite faire la moyenne de ces trois mesures.

11.2. Indice du liquide amniotique selon Chamberlain

11.2.1. Définition

L'évaluation de Chamberlain utilise un *grade*, qui est la profondeur (diamètre vertical) de la plus grande citerne de liquide amniotique (Chamberlain, 1985).

11.2.2. Cotation et interprétation

Tableau 9. Indice du liquide amniotique selon Chamberlain

GRADE	Taille (cm)	Liquide amniotique
I	< 1	Oligoamnios
II	1-2	Marginal
III	3-8	Volume normal
IV	> 8	Hydramnios

Source : https://fr.wikipedia.org/wiki/Mesure_du_volume_du_liquide_amniotique

11.3. Indice de Magnin

11.3.1. Définition

Évaluation de la qualité du détroit supérieur, et par conséquent, la possibilité d'engagement : d'où le terme « indice d'engagement » (Alder *et al.*, 1987).

11.3.2. Variables utilisées

Diamètres promonto-rétro-pubien et diamètre transverse médian, obtenus, soit à l'aide de la radiographie standard, soit par le scanner (Pelviscan).

11.3.3. Calcul de l'indice

Les valeurs normales de ces diamètres sont présentées ci-dessous :

- Diamètre promonto-rétro-pubien (PRP) : > 105 mm ;
- Diamètre transverse médian (TM) : en moyenne 125 mm ;

Formule du calcul de l'indice de Magnin (IM) est la suivante :

$$\mathbf{IM = PRP + TM}$$

Interprétation de l'indice de Magnin

i-IM normal ≥ 230 mm ;

ii-IM favorable > 220 mm ;

iii-IM de pronostic incertain entre 210 mm et 220 mm ;

iv-IM médiocre entre 200 mm et 210 mm ;

v-IM mauvais si < 200 mm :

✓ Indications pratiques de l'indice de Magnin :

Tableau 10. Attitude pratique en fonction du score de Magnin

Valeur de l'Indice de Magnin (mm)	Conduite pratique
≥ 230 mm ;	Bon pronostic d'accouchement par voie basse
[210-223[	Pronostic incertain (Épreuve de travail)
< 210	IM médiocre ou mauvais (discuter une césarienne élective)

Source : http://campus.cerimes.fr/maieutique/UE-obstetrique/dystocie_mecanique /site/html/2.htm

Ces attitudes pratiques sont en rapport avec un fœtus de poids normal, en présentation céphalique et en absence de toute cicatrice utérine.

11.4. Indice de Karnofsky

Une échelle qui permet au médecin d'évaluer le degré d'autonomie et de dépendance d'un patient. L'évaluation se fait en pourcentage. L'indice va de 100 % (normal, aucune plainte, aucun signe ou symptôme de maladie) à 10 % (moribond) en passant par différents états intermédiaires (voir annexe) (Karnofsky & Burchenal et al., 1949).

11.5. Indice de performance de Zubrod

L'échelle de l'Eastern Cooperative Oncology Group (ECOG), publiée par Oken *et al.,* (1982), également appelée « échelle de l'OMS » ou « échelle de Zubrod », d'après C. Gordon Zubrod s'étend sur six valeurs, de 0 à 5, où 0 représente un bon état de santé et 5 le décès son avantage sur l'échelle de Karnofsky réside dans sa simplicité (Oken et al., 1982).

SECTION VII

SCORES EN OBSTÉTRIQUE

12.

Scores en obstétrique

12.1. Score d'Apgar

12.1.1. Définition

Le score d'Apgar est la cotation qui permet d'évaluer le bien-être néonatal.

Le Score d'Apgar doit être établi dans la première minute (60 secondes) qui suit la naissance, puis au bout de 5 minutes (*Drage et al. 1966*).

12.1.2. Variables prises en compte dans le score d'Apgar,

Il en existe cinq **(C_3TS) :**

1 Rythme cardiaque (C) **(Cœur) ;**

2 Mouvements respiratoires/cris, (C) **(Cris) ;**

3 Tonicité musculaire (T) **(Tonus) ;**

4 Couleur de la peau (C) : **(Couleur)**

5 Réactivité à la stimulation (S) **(Stimulation) :**

12.1.3. Cotation du score d'Apgar

Chacune des 5 variables étant cotée sur 2, le maximum de points possibles est de 10.

Tableau 11. Cotation du score d'Apgar

Cris (respiration)	0	1	2
	Absence	Cris	Cris
Couleur de la peau	Bleue ou pâle	Téguments et extrémités rosées bleues	Extrémités uniformément roses
Réactivité à la stimulation (Plante de pieds)	Pas de réponse	Petits mouvements	Mouvements nets (plantes de pied)
Rythme cardiaque	Nul	< 100 bpm	≥ 100 bpm
Tonus musculaire	Pas de réponse	Flexion modérée	Bonne flexion des extrémités

Source : https://fr.wikipedia.org/wiki/Score_d%27Apga

12.1.4. Interprétation du score d'Apgar et CAT

Le score d'Apgar est déterminant pour la prise en charge du nouveau-né (Cnattingius et al., 2020).

Tableau 12. Prise en charge du nouveau-né selon le score d'Apgar

Score	Interprétation	CAT
[7-10]	Bon état	Soins essentiels
[4-6]	État morbide (modéré)	Soins de réanimation de base
[1-3]	État morbide (Sévère/mort apparent)	Soins de réanimation intense (référer à la réanimation néonatale)

Source : https://fr.wikipedia.org/wiki/Score_d%27Apga

12.2. Score biophysique de Manning

12.2.1. Définition

Le score biophysique de Manning est une cotation qui permet d'évaluer le bien-être fœtal afin d'anticiper sur son pronostic vital et de choisir la conduite à tenir la mieux appropriée.

Il se réalise au cours d'une échographie et d'une cardiotocographie (Manning *et al.*, 1998) ; (Manning *et al.*, 1990).

12.2.2. Variables prises en compte pour le score de Manning

Il en existe cinq variables, dont quatre échographiques et une cardiotocographique (RGTAC)

1. Mouvements **respiratoires**, (R)
2. Mouvements fœtaux **globaux**, (G)
3. **Tonus** et réflexe fœtal, (T)
4. Quantité de liquide **amniotique,** (A)
5. Réactivité du rythme **cardiaque fœtal ;** ce dernier critère étant cardiotocographique (C).

12.2.3. Cotation du score biophysique de Manning

L'absence d'un critère vaut systématiquement 0 point, et sa présence 2 points. Le score varie donc de zéro à dix (0, 2, 4, 6, 8, 10).

Durée de l'examen : environ 50 min (20 pour le NST, et 30 pour l'examen échographique).

Le score de Manning se résume habituellement comme ci-après :

Tableau 13. Cotation du score biophysique de Manning

Paramètres	Critères de normalité	Présence	Absence
RCF sans ocytocine (*Non-Stress Test*)	2 accélérations du RCF ≥ 15 btm/min ≥ 15 secondes sur une période de 20 min	2	0
Mouvements respiratoires	≥ 1 épisode de mouvements respiratoires ≥ 30 secondes sur une période de 30 min	2	0
Mouvements fœtaux globaux	≥ 3 mouvements isolés des membres ou du tronc sur une période de 30 min*.	2	0
Tonus fœtal	≥ 1 épisode d'extension avec retour en flexion d'un membre ou du tronc ou d'ouverture et de fermeture d'une main sur une période de 30 min.	2	0
Liquide amniotique (volume)	≥ 1 citerne de liquide amniotique ≥ 2 cm dans deux plans perpendiculaires.	2	0

Source : http://campus.cerimes.fr/media/disquemiroir/2015-06-09/UNF3Smiroir/campus-numeriques/gynecologie-et-obstetrique/diuecho/poly/2700faq.html

*les épisodes de mouvements actifs continus sont considérés comme un seul mouvement

12.2.4. Interprétation du score de Manning

Tableau 14. Interprétation du score biophysique de Manning

Score de Manning	Interprétation
[8-10]	Normal (absence de 1 seul critère)
[5-6]	Suspect (absence de 2 critères)
[0-4]	Anormal (absence de 3 à 5 critères)

Source : http://campus.cerimes.fr/media/disquemiroir/2015-06-09/UNF3Smiroir/campus-numeriques/gynecologie-et-obstetrique/diuecho/poly/2700faq.html

12.2.5. Exploitation du résultat du score de Manning

–La répétition du test de Manning est fonction de la situation clinique, et peut être quotidienne, voire hebdomadaire.

Tableau 15. Exploitation du score biophysique de Manning

Score	Interprétation	Conduite à tenir
10	Enfant normal (faible risque d'asphyxie chronique ou d'infection)	–Répéter le test une fois par semaine, –Toutes les 48 heures en cas de diabète
8	Comme ci-dessus présentée associant aussi oligoamnios	Comme ci-dessus (mais l'Oligoamnios est une indication de l'accouchement)
6	Suspicion d'asphyxie chronique ou d'infection	Répéter le test dans les 4 à 6 heures. (Mais, l'oligoamnios est une indication d'accouchement)
4	Suspicion d'asphyxie chronique ou d'infection	Si = 36 SA et clinique favorable : accouchement. Si < 36 SA et L/S = 2 : répéter le test dans 24 h. Si score = 4 : procéder à l'accouchement
0-2	Forte suspicion d'asphyxie chronique/d'infection	Prolonger le test sur 120 minutes, Si pas de changement (score toujours 4) : procéder à accouchement)

Source : http://campus.cerimes.fr/media/disquemiroir/2015-06-09/UNF3Smiroir/campus-numeriques/gynecologie-et-obstetrique/diuecho/poly/2700faq.html

12.3. Score de bishop

12.3.1. Définition

Encore appelé score d'induction, le score de bishop est une cotation qui sert à évaluer les conditions locales avant un éventuel déclenchement du travail d'accouchement (Nashar *et al.*, 2006) ; (Nashar *et al.*, 2005).

12.3.2. Variables prises en considération pour le score de bishop

Il en a cinq variables, dont quatre qui sont relatives au col (dilatation, effacement, consistance, position), et une relative à la présentation.

12.3.3. Cotation du score de bishop

Trois variables sont cotées de 0 à 3 (dilatation, effacement, et station) ; deux de 0 à 2 (position, consistance). La cotation de ces différentes variables donne un score compris entre 0 et 13.

Tableau 16. Processus de cotation du score de bishop

Variables	Cotation par variable			
	0	1	2	3
Dilatation	0	1-2	3-4	≥ 5
Effacement (%)	30	40-50	60-70	80
Station (descente)	-5,-3	-1,-2	0	+1, +2
Consistance	Ferme	Moyenne	Molle	–
Position	Postérieure	Moyenne	Antérieure	–

Source : https://letudiantmaieuticien.wordpress.com/2015/05/03/tv-et-score-de-bishop/

12.3.4. Interprétation du score de bishop et CAT

Plus le score est élevé, plus les conditions de déclenchement sont favorables.

Tableau 17. Conduite à tenir en fonction du score de bishop

Score	Interprétation	Conduite à tenir
< 6	Peu satisfaisant	Induction après maturation du col (misoprostol/cathéter)
> 8	Très satisfaisant	Induction à l'Ocytocine
6-8	Assez satisfaisant	Décider au cas par cas.

Source : https://fr.ncmhcso.org/bishop-score-13563

SECTION VIII

LOIS ET RÉFLEXES EN OBSTÉTRIQUE

13.

Lois et réflexes

13.1. Loi de Pajot

Selon la loi de Pajot, un corps solide contenu dans un autre tendra constamment à accommoder sa forme et ses dimensions à celles du contenant. Ainsi, normalement le fœtus effectue une mutation spontanée vers 28 semaines de la grossesse, au regard de la modification de forme de l'utérus gravide dont l'isthme devient le segment inférieur, conformément à la loi d'adaptation de Pajot et la tête se trouve positionnée vers le détroit supérieur.

La présentation du siège en est une illustration. En effet, la pesanteur fœtale, et certains facteurs, dont l'hypotonicité utérine de l'utérus de la multipare, ou l'hypoplasie utérine de la nullipare, il y a échec des mécanismes physiologiques, et c'est plutôt le siège qui est orienté vers le détroit supérieur *(Da Costa et al., 1906).*

13.2. Réflexe de Ferguson

Il s'agit d'un phénomène neuroendocrinien et mécanique de déclenchement des contractions utérines. Il commence par la pression transvaginale ou transabdominale sur le col de l'utérus ou les parois vaginales, suivie de cycles autonomes de contractions utérines *(Ruyer et al., 1955).*

13.3. Réflexe de succion

Déclenchement de la libération de l'ocytocine par la post-hypophyse au cours des tétées *(Ruyer et al. 1955).*

SECTION IX

TESTS SPÉCIAUX EN OBSTÉTRIQUE

14.

Test de coagulation (au lit de la malade)

14.1. Généralités

Test sur l'éventualité des troubles de la coagulabilité en urgence

14.2. Intérêt

14.2.1. Indications

- HRP ;
- MFIU ;
- La veille de l'intervention chirurgicale.

14.2.2. Procédure

14.2.2.1. Matériel

- Tube sec ;
- Seringue ;
- Coton ;
- Alcool ;
- Sparadrap.

14.2.2.2. Conduite pratique

Prélever 2 ml de sang veineux dans un tube à essai en verre propre et sec ; tenir le tube dans le poing fermé pour le maintenir au chaud. Les observations et interprétations sont faites au bout de quatre minutes. Ainsi,

–Au bout de 4 minutes, un caillot se forme, et le sang du tube se coagule, permettant de retourner complètement le tube, alors il n'y a pas de trouble de coagulation ;

–Au bout de 7 minutes, le sang n'est toujours pas coagulé ou, le caillot est mou et se désagrège facilement suggère une coagulopathie.

14.3. CAT en cas de coagulopathie

–Contexte chronique : vitamine K, à 2 ampoules de 10 mg par voie intraveineuse par jour pendant 3 jours.

–Contexte d'urgence : plasma frais congelé.

Le volume initial de PFC à prescrire est de 10 à 15 ml/kg (soit 600 à 900 ml pour un adulte de 60 kg). L'évaluation biologique de l'efficacité des PFC impérative, guide la poursuite éventuelle de ce traitement.

L'administration de PFC doit être guidée en priorité par les tests de laboratoire avec persistance d'un saignement, et déficit en facteurs de coagulation (TP ≤ 40 % ou TCA > 1,8/témoin ou fibrinogène ≤ 1 g.L-1).

Il est important de noter que le taux de prothrombine (TP) et le temps de céphaline activée (TCA) sont associés à un saignement anormal lorsque leur valeur atteint 1,5 à 1,8 fois la valeur témoin (soit un TP < à 40 % environ).

15.

Pratique de l'amniocentèse

15.1. Généralités

15.1.1. Définition

Au cours de la grossesse, l'amniocentèse est le prélèvement dans des conditions strictes d'asepsie du liquide amniotique (Quevauvillers et al. 2009).

15.1.2. Intérêt

15.1.2.1. Diagnostic

Permet de diagnostiquer certaines anomalies susceptibles de perturber l'issue de la grossesse, afin de prendre une décision thérapeutique.

15.1.2.2. Dangerosité

Étant donné les risques qu'elle présente, l'amniocentèse devrait être pratiquée en dernier ressort, dans le respect scrupuleux d'un protocole bien maîtrisé. L'amniocentèse est généralement peu douloureuse.

15.2. Classification

15.2.1. Amniocentèse précoce

–Pratiquée entre 13 et 17 semaines d'aménorrhée, en raison d'une pathologie préexistante.

15.2.2. Amniocentèse tardive

–Au cours du troisième trimestre de la grossesse : permet de surveiller l'évolution d'une grossesse à risques élevés (incompatibilité rhésus, etc.) :

15.3. Déroulement

–Le prélèvement se fait à l'hôpital de manière aseptique ;

–Le médecin repère le placenta et l'embryon par échographie et introduit une aiguille très fine, sans anesthésie, à travers le ventre maternel, sous contrôle échographique permanent.

-15 à 20 ml de liquide sont prélevés et envoyés dans un laboratoire spécialisé.

–Les résultats sont disponibles en deux semaines environ ;

–Repos recommandé pendant un, voire deux après le prélèvement.

15.4. Indications

L'indication est fonction du terme de la grossesse

15.4.1. Indications de l'amniocentèse précoce

–Selon l'âge de la gestante : gestantes de plus de 38 ans, il est important de réaliser la culture des cellules amniotiques, afin d'établir le caryotype ou carte chromosomique du fœtus. Ceci permet de dépister des anomalies chromosomiques (Trisomie 21).

–Selon les antécédents familiaux : maladies héréditaires du métabolisme ou des anomalies du système nerveux central. Cette indication pose une précaution fondamentale. Il ne se pratique qu'en cas de forte suspicion d'anomalies et quand un avortement thérapeutique est envisageable si la confirmation diagnostique est défavorable (Drépanocytose homozygote).

15.4.2. Indications de l'amniocentèse tardive

L'amniocentèse tardive est un moyen pour évaluer de degré de maturité fœtale afin de décider d'anticiper l'accouchement en cas de pathologies préjudiciable pour le fœtus.

–Le taux de cellules orangées permet de témoigner de la maturité des téguments ;

–Le taux de créatinine permet de témoigner de la maturité des reins ;

–Le rapport lécithine/sphingomyéline ou acide palmitique/acide stéarique permet de témoigner de la maturité des poumons.

15.5. Limites de l'amniocentèse

–Selon la localisation du placenta : localisé à l'avant de l'utérus, l'examen est difficile, avec un risque de passage de globules rouges fœtaux dans le sang maternel.

–Selon le groupe sanguin : chez la femme rhésus négatif, la ponction amniotique doit être toujours suivie d'une injection intraveineuse de gammaglobulines anti-D dans un délai de trente minutes à deux heures après l'examen.

–Selon la performance du test : la fiabilité des résultats est excellente, mais pas absolue, car il subsiste un risque d'erreur.

15.6. Risques encourus par l'amniocentèse

15.6.1. La ponction

Le risque peut être lié au résultat de la ponction ; ainsi, la ponction peut :

- Être blanche et ne pas ramener de liquide ;
- Contenir le sang qui la rend ininterprétable.

15.6.2. L'aiguille

Le risque peut être lié à la manipulation de l'aiguille de ponction

- Piqure du placenta, du cordon ou du fœtus ;
- Exceptionnellement, risque d'avortement ;

- Possibilité d'infection amniotique ;
- Risque d'accouchement prématuré (quand elle est tardive).

L'amniocentèse, bien que d'utilité indéniable, présente des risques. Bien évaluer les indications, et donc la nécessité.

SECTION X

PRINCIPAUX CONCEPTS EN OBSTÉTRIQUE

16.

Consultation prénatale (CPN)

16.1. Généralités

Définitions

La Consultation prénatale est la surveillance d'une gestante en vue de lui délivrer les soins nécessaires pour l'issue favorable de la grossesse. Les **soins prénataux** étant l'ensemble de conduites pratiques adoptées par la femme enceinte et les services de santé afin de mener une gestation saine.

–Intérêt

La CPN permet de prévenir les complications de la grossesse et de diminuer, à défaut d'éradiquer, la morbidité et la mortalité maternelles et, fœtales et périnatales en général (https://en.wikipedia org/wiki/Prenatal Care). L'efficacité de la CPN est limitée par plusieurs situations, dont le début tardif des visites. Au Congo (Brazzaville) par exemple, l'âge gestationnel à la première consultation chez les adolescentes est de 26 semaines (Iloki *et al.*, 2004).

16.2. Fonctions de la CPN

La CPN a quatre fonctions essentielles que doit maîtriser le praticien en charge des gestantes.

1. Promotion de la santé : hygiène alimentaire, vestimentaire, etc. ;
2. Prévention : dépistages, vaccins, médicaments ;
3. Traitement des maladies ;
4. Plan de l'accouchement :
   - –Établissement ou lieu de l'accouchement ;
   - –Prestataire/personnel compétent pour assister la femme ;
   - –Mode de transport fiable et accessible ;
   - –Provisions/dispositions financières ;
   - –Prévision de la personne habilitée à prendre des décisions importantes ;
   - –Soutien familial/communautaire ;
   - –Provision de sang ;
   - –Détection d'éventuels signes d'alerte/de travail avancé.

16.3. Calendrier de la CPN

Jusqu'à un passé récent, en absence de risque avéré pour la mère et le fœtus, quatre CPN étaient recommandées et programmées selon l'âge gestationnel : (12-16 ; 24-28 ; 32-34 ; et 36e semaines).

Ce calendrier a été récemment révisé et désormais, le terme « consultation prénatale » est de plus remplacé par « contact prénatal », et le nombre de visites est passé de quatre à huit.

–Consultation du premier trimestre : 12 semaines ;

–Consultations intermédiaires : 20 ; 26 ; 30 ; 34 ;

–Consultations à terme : 36 ; 40 ; 41e semaines.

16.4. Conduite de la surveillance prénatale

16.4.1. Principes du suivi prénatal

–Prestataire : disponible et qualifié ;

–Garantie des droits de la femme : respect, intimité, confidentialité, individualisation ;

–Participation/implication : partenaire, famille/communauté ;

–Documentation : système d'information (dossiers, archivage).

16.4.2. État/préparation de la salle

1. Salle aérée ;
2. Table gynécologique ;
3. Lampe baladeuse ;
4. Toise (taille) ;
5. Balance (poids) ;
6. Poubelle.

16.4.3. Procédure de la consultation prénatale

1. Interrogatoire ;
2. Examen physique ;
3. Synthèse clinique ;
4. Bilan complémentaire ;
5. Traitement préventif + vaccination ;
6. Traitement curatif ;
7. Counseling (promotion de la santé) ;
8. Estimation du poids fœtal.

Nous en avons retenu trois méthodes :

Tableau 18. Estimation du poids fœtal

Méthodes	Formules
Johnson	HU x (155-12) +/-250 g, si non-engagement HU x (155-11) +/-250 g, si engagement
Mc Donald	(HU x CA) +/-275 g
Kongnyuy & Mbu	3 x (HU) +/-275 g

Source : PM Tebeu

16.5. Axes de prescription en fin de la CPN

1. Fonction promotionnelle ;
2. Fonction préventive ;
3. Fonction curative ;
4. Préparation à l'accouchement ;
5. Prochain rendez-vous ;
6. Surveillance.

La surveillance est fonction des spécificités du cas (cas d'HPP ; cas de besoin de stimulation ou d'induction).

16.6. CPN de bonne qualité

À la fin de chaque consultation prénatale, il faut toujours procéder à l'évaluation de la qualité de la CPN, sur la base de 3 principaux critères :

1. Date du début ;
2. Nombre et calendrier ;
3. Contenu (les quatre piliers).

La consultation prénatale est le cadre idéal pour prévenir de nombreuses complications maternelles et périnatales. Elle fournit des soins individualisés, axés sur chaque gestante.

17.

CAT vaccinale en grossesse

17.1. Généralités

17.1.1. Définition

Bonne conduite vaccinale pendant la grosse : processus d'immunisation d'une femme portant en son sein un autre être en développement.

17.1.2. Intérêt

Certains vaccins peuvent être nocifs pour la grossesse dans certaines circonstances.

17.2. Indication/contre-indication du vaccin pendant la grossesse

Elles sont généralement fonction du terme.

17.2.1. Vaccins indiqués

Peuvent être administrés à la femme enceinte en toute quiétude, des vaccins contre :

–Hépatite virale B ;
–Tétanos ;
–Polio (injectable) ;
–Grippe.

17.2.2. Vaccins contre-indiqués

Absolument proscrits, les vaccins contre :

–Variole ;
–Rougeole, rubéole et oreillons ;
–Typhoïde ;
–Coqueluche.

17.2.3. Vaccins avec réserve

Peuvent être administrés chez une femme gestante, en cas d'épidémie par exemple, des vaccins contre :

–BCG ;
–Meningo A-C ;
–Cholera ;
–Rage :
–Fièvre jaune.

Il importe de toujours bien s'assurer de l'innocuité du vaccin en cas de grossesse avant de l'administrer.

18.

Counseling vaccinal à la femme enceinte

18.1. Généralités

–Définition

La vaccination est l'administration d'un agent antigénique dans le but de stimuler le système immunitaire d'un organisme vivant afin d'y développer une défense adaptative contre un agent infectieux. Le Counseling vaccinal est l'ensemble d'informations sur la vaccination, afin de susciter l'adhésion du public cible.

–Intérêt

Aidant à la stimulation du système immunitaire, la vaccination est au cœur de la prévention primaire. La femme enceinte est d'autant plus intéressée à la vaccination pendant la grossesse qu'elle est au centre du processus vaccinal, dans la mesure où la responsabilité du respect du calendrier de vaccination lui incombe.

18.2. Conseils centrés sur la gestante elle-même

18.2.1. Calendrier du Vaccin antitétanique (VAT)

Le VAT est une immunisation active de la mère dans le but d'éviter la survenue de tétanos. Le VAT est un vaccin chimique.

Tableau 19. Calendrier du VAT et efficacité

Doses	Intervalles entre les doses	Durée de protection
VAT 1	Dès le 1e contact avec le centre de santé	0
VAT 2	4 semaines après le VAT 1	1 à 3 ans
VAT 3	6 mois après le VAT 2	6 ans
VAT 4	1 an après le VAT 3	10 ans
VAT 5	1 an après le VAT 4	Toute la vie féconde

Deux capsules de vitamine A à intervalle de 24 heures pour toutes les femmes qui viennent d'accoucher avant 8 semaines (0 à 8 semaines).

Source : PM Tebeu et https://www.vidal.fr/medicaments/utilisation/vaccins/vaccin-tetanos.html

18.2.2. Administration du VAT

Présentation :

–Boîte de 20 seringues remplies de 0,5 ml chacune.

–Injection de tout le contenu de la seringue (0,5 ml) selon la méthode de Besredka :

-0,1 mlen SC (attendre 15 min) ;

-0,25 ml en SC (attendre 15 min) ;

–Terminer le reste en IM.

18.3. Conseils pour le nouveau-né et l'enfant

Le vaccin est délivré chez le nouveau-né sous forme de Programme élargi de vaccination (PEV) constitué des vaccins obligatoires Pentavalent et d'autres vaccins dont afin de prévenir la mortalité infantile. Certains de ces vaccins sont réunis sous forme de mélange de cinq antigènes d'où l'appellation PENTAVAC, administré à 2, 4 et 11 mois.

i. Diphtérie,
ii. Tétanos,
iii. Coqueluche,
iv. Hépatite B et
v. *Hæmophilus influenzae* de type b (Hib).

18.3.1. Calendrier de vaccination infantile d'après le PEV

Plusieurs pays ont adopté depuis longtemps le PEV, avec un calendrier qui s'adapte progressivement aux évolutions technologiques et pharmacologiques. Ci-après, un tableau synoptique du PEV.

Tableau 20. Calendrier de vaccination infantile d'après le PEV

<table>
<tr><th rowspan="2">Vaccins</th><th rowspan="2">Âge à l'administration</th><th colspan="2">Cibles</th></tr>
<tr><th>Pathologies</th><th>Sujets</th></tr>
<tr><td>B.C.G. + Polio 0</td><td>Dès la naissance</td><td>Poliomyélite, tuberculose</td><td rowspan="6">De 0 à 59 mois (5 ans)</td></tr>
<tr><td>DTCP/HepB 1 + Polio 1</td><td>À 6 semaines</td><td rowspan="3">Diphtérie, tétanos, coqueluche, Hépatite B, Poliomyélite</td></tr>
<tr><td>DTCP/HepB 2 + Polio 2</td><td>À 10 semaines</td></tr>
<tr><td>DTCP/HepB 3 + Polio 3</td><td>À 14 semaines</td></tr>
<tr><td>VAR et VAA</td><td>À 9 mois</td><td>Rougeole
Fièvre jaune</td></tr>
<tr><td>VIT A</td><td>–D'abord, entre 6 et 11 ;
–Ensuite, tous les 6 mois</td><td>Carence en vitamine A</td></tr>
</table>

Source : https://studylibfr.com/doc/10039254/normes-et-standards-finalis%C3%A9-du-programme–elargi–de–vaccination

18.3.2. Réactions post-vaccinales

18.3.2.1. Diagnostic des réactions post-vaccinales

Les Manifestations post-vaccinales indésirables (MaPI) doivent être maîtrisées par tout acteur de la chaîne de vaccination.

18.3.2.2. Classification des réactions vaccinales

Elles sont, soit locales, soit générales.

18.3.2.3. Réactions locales

Généralement bénignes et de courtes durées (24 à 48 heures), il s'agit, entre autres, de :

–Douleurs aux points d'injection ;

–Apparition d'un petit bouton, pouvant évoluer vers un abcès (pour le B.C.G.).

–Gonflement des ganglions.

18.3.2.4. Réactions générales

Elles se manifestent par la fièvre, particulièrement chez les enfants après la vaccination.

18.3.3. CAT en cas de réaction POS vaccinaux

–Température > 38° 5 C : Paracétamol sirop ;

–Persistance de fièvre à plus de 38,5 °C, 6 heures après le Paracétamol : se référer au centre de santé ;

–Éviter le pansement.

Toute femme enceinte doit être suffisamment instruite sur les vaccins essentiels pour elle-même et pour le bébé.

19.

Gestion active de la 3e période de l'accouchement (GATPA)

19.1. Généralités

i-Rappels (stratégies de prévention des hémorragies de la délivrance) :

–Délivrance dirigée classique ;

–Délivrance dirigée active ;

–Délivrance artificielle ;

–Utilisation du misoprostol.

ii-Tâches à exécuter avant la GATPA

–Préparer le matériel ;

–Se préparer ;

–Préparer la patiente.

19.2. Étapes de la GATPA (POPPHI, 2008)

La gestion active de la Troisième Période de l'Accouchement a huit étapes essentielles.

1. Vérifier l'éventuelle présence d'autres fœtus ;
2. Injecter 10 UI d'ocytocine en IM ;
3. Enrouler le cordon autour de la pince.
4. Attendre une contraction ;
5. Exercer une traction continue sur le cordon, en refoulant l'utérus vers le haut ;
6. Masser l'utérus après la sortie du placenta ;
7. Examiner le placenta ;
8. Examiner la filière génitale.

19.3. Possibles incidents de la GATPA

–Échec de la délivrance ;

–Rupture du cordon ;

–Inversion utérine (IU), si échec du refoulement par l'utérus.

La gestion active du stade III de l'accouchement doit être conduite avec soins et minutie afin de contribuer à la prévention des éventuelles complications, dont l'hémorragie du post-partum.

20.

Disponibilité des SONEU

20.1. Généralités

✓ Définition :

Les Soins obstétricaux et néonataux d'Urgence (SONEU) sont un concept développé par les Nations unies pour minimiser les complications de l'accouchement (Islam *et al.*, 2006) ; (Islam *et al.*, 2005).

✓ Intérêt

Il ne faudrait pas confondre SONEU et SONU (Soins Obstétricaux d'Urgence), concept généralement employé dans le contexte de la lutte contre la mortalité maternelle.

Le SONEU se décline en deux grandes entités opérationnelles : SONUB (Soins Obstétricaux et Néonataux d'Urgence de Base) et SONUC (Soins Obstétricaux et Néonataux d'Urgence Complets).

20.2. Fonctions des SONUB

Il en existe sept, dont six pour la mère et une pour le nouveau-né. **Les six fonctions pour la mère sont classées en deux groupes** :

–Trois médicaments essentiels « 3 »

- Antibiotiques injectables ;
- Anticonvulsivants ;
- Ocytociques.

–Trois gestes essentiels « 3 »

- Aspiration manuelle intra-utérine (AMIU) ;
- Révision utérine ;
- Accouchement par voie basse assistée.

La fonction essentielle d'urgence au profit nouveau-né se résume à la prise en charge adéquate du nouveau-né.

20.3. Fonctions des SONUC

Les SONUC contiennent, en plus des sept fonctions essentielles du SONUB (paragraphe précédent), 2 autres fonctions majeures.

- Transfusion sanguine (TS) ;
- Chirurgie (Césarienne)

Toute formation sanitaire engagée dans la lutte contre la mortalité et la morbidité maternelles et néonatales doit disposer des fonctions SONU, fonctionnelles et accessibles.

SECTION XI

URGENCES OBSTÉTRICALES HÉMORRAGIQUES

21.

Hémorragies du 3e trimestre de grossesse

21.1. Généralités

21.1.1. Définition

Hémorragie du 3e trimestre : écoulement sanguin d'origine génitale à partir de la 28e semaine d'aménorrhée gravidique et pendant le travail (OMS *et al.*, 2010).

21.1.2. Intérêt

–Fréquence : 2 à 5 % d'accouchements ;

–Pose le problème de diagnostic étiologique, étant un signe susceptible de cacher de nombreuses entités nosologiques.

–En cas de placenta abruption, un détachement supérieur à 45 % est habituellement associé au décès fœtal ; entre 25 et 44 %, il est associé à l'asphyxie néonatale à des degrés variables (Nkwabong and Tiomela, 2017).

21.2. Étiologies

21.2.1. Inhérentes à la grossesse

Ce sont des hémorragies d'origine endo-utérine :

–Placenta prævia (PP) (fréquence de 1,1 % à Yaoundé) (Tebeu et al. 2013) ;

–Placenta abruptio (fréquence de 0,4 % à Yaoundé) (Tebeu et al. 2013) ;

–Rupture utérine (fréquence de 2,8/1 000 à Yaoundé) (Tchente Nguefack et al. 2016) ;

–Hémorragie de Benkiser ;

–Bouchon muqueux hémorragique.

21.2.2. Hémorragies intercurrentes

–Placenta prævia (fréquence de 1,1 % à Yaoundé) (Tebeu *et al.*, 2013) ;

–Cervicite et vaginite (trichomonas, candida albicans) ;

–Ectropion ;

–Polype ;

–Varice de la vulve et du vagin ;

–Néoplasie cervicale ou polype du col ;

–Lésion traumatique du col et du vagin.

21.3. Évaluation initiale rapide et diagnostic de gravité

Signes généraux et constantes vitales

1. TA–pouls-FR ;
2. Peau-extrémités-yeux ;
3. Décompte des serviettes sanitaires (si possible) :

En cas de signe de gravité, prise en charge initiale ;

En absence de gravité, poser le diagnostic positif selon l'approche standard.

21.4. Diagnostic positif

–Évaluation rapide pour éventuelle confirmation de l'hémorragie, et une orientation étiologique et son impact sur l'état général.

21.4.1. Anamnèse

Histoire rapide et détaillée, avec un accent sur :

–Quantité de saignement ;

–Circonstances de saignement (spontané ou induit) ;

–Histoire de *spotting* précoce dans la grossesse (1e et 2e trimestres) ;

–Éventuelle association avec une activité utérine (contraction).

21.4.2. Examen clinique

–*Examen général de l'év*aluation initiale

–Examen topographique***, obstétrical et gynécologique***

- Le speculum peut être fait, avec délicatesse, pour éliminer les causes locales du saignement ;
- Toucher vaginal (TV) : contre-indiqué, sauf en cas de certitude qu'il ne s'agit pas de placenta prævia.

21.4.3. Examens paracliniques

–Échographie *obstétricale : localisation placentaire (peu faible) ;*

–Maturité fœtale ;

–Présentation.

–Anomalie squelettique

21.5. Diagnostic étiologique

Le diagnostic étiologique, essentiellement clinique, est une rapide synthèse des informations recueillies au cours de l'évaluation clinique (voir tableau ci-après).

21.6. CAT Thérapeutique

1. Placer la patiente au repos absolu et calmer son anxiété ;
2. Appel à l'aide ;
3. S'assurer de la prévision du sang (1 000 cc), hématocrite et HB ;
4. Surveillance des signes vitaux ;
5. Contre-indication aux relaxants utérins ;
6. En cas de saignement excessif, examen du double set.

Tableau 21. Étiologies des hémorragies du 3e trimestre

	Entités nosologiques			
	Placenta prævia	**Placenta abruptio**	**Rupture utérine**	**Hémorragie de Benkiser**
Cdd	– Fortuite à l'échographie – Complication : saignement	– Complication (s)	Femme en travail	RPM
SF	Saignement : indolore, répétitif, d'importance variable, sans facteur déclenchant	– Saignement – sang sombre – Douleurs abdominales	Douleurs brusques	– Écoulement LA
SG	– Fonction du degré de perte sanguine – Altération de la conscience	– Altération EG – Choc (sueur froide, pâleur)	Altération brusque signes vitaux – Choc	– Bon EG
SP	– Abdomen souple – Manœuvres de Léopold : malposition – Défaut de descente – BDCF +	– Abdomen tendu, – Difficultés à apprécier le pôle fœtal, – Absence BDCF	– Abdomen irrégulier – Pôles fœtaux sous la peau	–
Vulve	Stries de sang sur la vulve	Stries de sang rouge sombre	Strie de sang	– LA, sang
Speculum	Origine endocervicale du sang rouge	Origine endocavitaire	Col ouvert	Vaisseaux traversent les membranes
TV	Non	Col long, ferme post	– Dilatation, – Présentation engagée	– Dilatation ; – Effacement ; – Consistance
Bilan échographique	Insertion sur segment inf. Type I, IIA, IIB, III, IV BDCF+	Décollement BDCF absent	Fœtus sous l'abdomen	– Écho : Placenta normal ; – LA normal – Test Kleinhauer
CAT	– Mesures de réanimation – Mesures obstétricales non chirurgicales – Mesures chirurgicales – Accoucher par voie basse ; – TFS	– Mesures de réanimation – CS si BDCF+ – si MFIU, prévoir : plasma frais	– Mesures de réanimation – Laparotomie (HRT, subtotal, hystérographie)	

Source : P. M. Tebeu

Face à une hémorragie tardive de la grossesse, procéder à une évaluation rapide et prise en charge conservatrice immédiate avant toutes autres investigations approfondies, car le temps mis pour les examens paracliniques et l'attente des résultats pourraient se révéler fatals.

22.

Placenta prævia (PP)

22.1. Généralités

22.1.1. Définition

Le Placenta prævia est l'insertion totale ou partielle du placenta sur le segment inférieur de l'utérus avec manifestations hémorragiques (Jain *et al.*, 2020a) à partir de la 28e semaine d'aménorrhée gravidique pour les pays en développement, de la 22e pour les pays développés.

22.1.2. Intérêt

22.1.2.1 Fréquence

Elle était de 1,1 % en 2013 à Yaoundé (Tebeu *et al.*, 2013).

22.1.2.2 Pronostic

– Le PP est la cause la plus fréquente des hémorragies du 3e trimestre de la grossesse.

– Dans ses formes graves, sans une prise en charge adéquate, le placenta prævia entraîne des complications chez la mère et le fœtus pouvant engager leur pronostic vital. C'est donc une des urgences obstétricales.

22.2. Diagnostic

22.2.1. Signes du Placenta prævia

22.2.1.1. Signes fonctionnels

–Hémorragie inopinée, indolore, rouge vif, répétitive, en provenance de la cavité utérine ;

–Hémorragie déclenchable lors des rapports sexuels ou du toucher vaginal.

22.2.1.2. Signes physiques

–pâleur des conjonctives et des muqueuses ;

–signes de choc (éventuellement) ;

–présentation haute ;

–souvent excentrée et anormale ;

–BDCF présents.

22.2.1.3. Contre-indication du Toucher vaginal

Le TV est contre-indiqué pour le PP. L'exception existe, si la parturiente est sur la table opératoire, comme préalable à l'éventuel accouchement par césarienne (sensation de matelas entre la présentation et le segment inférieur).

22.2.1.4. Paraclinques

–Groupe sanguin (rhésus) ;

–NFS ;

–Échographie dans les formes modérées : le placenta est vu bas inséré avec une distance de moins de 10 cm entre bord inférieur du placenta et l'orifice interne du col.

22.3. Signes de PP pendant l'accouchement

22.3.1. Signes fonctionnels

–Hémorragie indolore inattendue ;

–Sang rouge vif, répétitif, venant de la cavité utérine ;

–Parfois déclenchée par le toucher vaginal.

22.3.2. Signes physiques

–Pâleur des conjonctives et des muqueuses

–Signes de choc (éventuellement)

–Présentation haute, souvent excentrée et anormale

–Souplesse de l'utérus (en dehors des contractions du travail) ;

–Présence effective des BDCF ;

–Ne pas oublier que le TV est contre-indiqué pour le PP, excepté sur table opératoire préalable à l'accouchement (sensation de matelas entre la présentation et le segment inférieur).

–Après l'accouchement, l'examen du placenta permet d'objectiver le petit côté des membranes < 10 cm.

22.3.3. Examens complémentaires

–Groupe sanguin/rhésus ;

–NFS ;

–Échographie si disponible en salle de travail (la réalisation de l'échographie ne doit pas retarder la prise en charge).

22.4. CAT thérapeutique

22.4.1. Mesures générales

–Prendre une voie veineuse avec un cathéter 16 ou 18 G ;

–Démarrer un Ringer lactate ou un sérum salé isotonique et adapter le débit selon l'état hémodynamique ;

–Mettre en place une sonde vésicale à demeure (débit urinaire) ;

–Noter et contrôler les signes vitaux (pouls, TA, fréquence respiratoire, température, état de la conscience) toutes les 15 min ;

–Éviter le TV.

22.4.2. Mesures obstétricales

22.4.2.1. Pendant la grossesse, avec hémorragie abondante

L'option opérationnelle dépend des cas de figure

- Hémorragie persistante : césarienne quel que soit l'âge gestationnel ;
- Cessation de l'hémorragie : surveiller l'évolution de la grossesse ;
- Reprise de l'hémorragie : césarienne.

22.4.2.2. Pendant la grossesse, avec hémorragie minime

- Hospitaliser la patiente et surveiller l'évolution de la grossesse jusqu'à l'accouchement ;
- Corriger l'anémie si nécessaire ;
- Disponibiliser du sang pour une éventuelle transfusion.

22.4.2.3. Pendant le travail, avec hémorragie abondante

L'option opérationnelle dépend des cas de figure :

- Rupture de la poche des eaux, en cas d'inaccessibilité aux membranes, procéder à la césarienne ;
- Poche des eaux accessibles : rompre les membranes ;
- Arrêt de l'hémorragie consécutive à la rupture des membranes : surveiller le travail à l'aide du partographe ;
- Hémorragie persistante malgré la rupture des membranes : césarienne.

22.4.2.4. Pendant le travail, avec hémorragie minime

L'option opérationnelle dépend des cas de figure :

- Placenta recouvrant : procéder à la césarienne ;
- Placenta non recouvrant : rompre la poche des eaux.

22.4.3. Autres mesures

Taux d'hémoglobine inférieur à 7 g/dl et/ou signes d'intolérance (tachycardie, polypnée, chute tensionnelle et troubles de la conscience) : transfuser et envisager une antibiothérapie ;

À la sortie, prescrire le traitement martial (sulfate ou fumarate ferreux à raison de 120 mg/j pendant au moins un mois).

22.4.4. Soins périnataux

–S'assurer de la présence du pédiatre ;

–Soins essentiels de routine et spécialisés ;

–Référer le nouveau-né en néonatalogie ou en pédiatrie, en fonction des circonstances.

Le placenta prævia est une urgence obstétricale périnatale qui nécessite une prise en charge pluridisciplinaire.

23.

Classification du placenta prævia

23.1. Généralités

23.1.1. Définition

En cas de Placenta prævia, une partie du placenta ou la totalité est insérée sur le segment inférieur de l'utérus (Oppenheimer, 2007) (chap. 21/antérieur).

23.1.2. Épidémiologie

Fréquence : environ 1/200 grossesse (Jain *et al.*, 2020b) ; (Yang *et al.*, 2013) ; (Zhang *et al.*, 2020a).

23.2. Classification anatomique clinique de l'OMS ;

La classification anatomique clinique du PP est basée sur le rapport entre le placenta et l'orifice interne du col utérin. L'on aura donc :

- Placenta prævia à implantation latérale (ou pariétale) : inséré sur le segment inférieur sans atteindre l'orifice interne du col utérin (à distance de l'orifice) ;
- Placenta prævia à implantation marginale : inséré sur le segment inférieur, et dont le bord approche sans recouvrir l'orifice interne du col utérin ;
- Placenta prævia partiel ou incomplet (partiellement recouvrant ou recouvrant partiel). Il recouvre partiellement l'orifice interne du col utérin ; à dilatation complète ;
- Placenta prævia total (totalement recouvrant/recouvrant total ou à implantation centrale). Il recouvre complètement l'orifice interne du col utérin et à dilatation complète du col utérin.

23.3. Classification anatomique échographique

Elle a été décrite par Bessis (https://www.aly-abbara.com/echographie /biometrie/placenta_praevia.html)

23.3.1. Placenta bas inséré échographiquement antérieur

Il en existe quatre types :

Type I : la limite inférieure du placenta atteint le tiers supérieur de la vessie ;

Type II : la limite inférieure atteint les deux tiers supérieurs de la vessie ;

Type III : la limite inférieure atteint le col utérin ;

Type IV : la limite inférieure dépassant le col utérin (extension sur la face postérieure de l'utérus).

23.3.2. Placenta bas inséré échographiquement postérieur

Il en existe également quatre types :

Type I : la limite inférieure à moins de 4 cm en arrière du col utérin ;

Type II : la limite inférieure atteignant le col utérin ;

Type III : la limite inférieure atteignant le tiers inférieur de la vessie ;

Type IV : la limite inférieure recouvrant totalement le dôme vésical.

23.4. Classification pronostique du placenta prævia

Tableau 22. Classification pronostique du placenta prævia

Classe pronostique	Correspondance anatomique
Mineur	Types I et II antérieur
Majeur	Types II postérieur, III et IV

Source : https://www.aly-abbara.com/echographie/biometrie/placenta_praevia.html

23.5. Implications de la classification du placenta prævia

Tableau 23. Implications de la classification du placenta prævia

PP	Correspondance anatomique	CAT
Type I	PP latéral	Voie basse possible
Type II	PP marginal	–Antérieure : VB possible –Postérieure : césarienne
Type III	PP partiellement recouvrant	–Césarienne exclusivement
Type IV	PP totalement couvrant	–Césarienne exclusivement

Source : https://medicalguidelines.msf.org/viewport/ONC/latest/3-1-placenta-praevia-51416275.html

La bonne spécification du type de placenta prævia, résultat d'un diagnostic exact, oriente le choix du mode d'accouchement approprié, limitant ainsi les désagréments nécessaires.

24.

Hématome rétro-placentaire (HRP)

24.1. Généralités

24.1.1. Définition

L'Hématome Retro-Placentaire (HRP) est le décollement prématuré du placenta normalement inséré, survenant avant la sortie du fœtus (Qiu *et al.*, 2019). Il est aussi appelé **Placenta abruptio.**

24.1.2. Intérêt

24.1.2.1. Prévalence

Une fréquence de 0,4 % a été reportée à Yaoundé *(Tebeu et al., 2013).*

24.1.2.2. Différentes éventualités

- HRP sur Placenta prævia ;
- HRP sur Grossesse avant âge de viabilité ;
- Pronostic : décès fœtal et complications maternelles (état de choc, troubles de la coagulation, insuffisance rénale).

24.2. Démarche diagnostique de l'HRP

24.2.1. Démarche clinique

–Écoulement (peu abondant) de sang noirâtre ;

–Douleur initiale violente (en *coup de poignard) ;*

–Pâleur des conjonctives et des muqueuses ;

–Signes de choc ;

–Contracture utérine permanente ou utérus de bois ;

–HU variant d'un examen à un autre (possible modification d'un examen à l'autre) ;

–BDCF altérés, souvent absents ;

–Présence d'une cupule rétro-placentaire (à vérifier après la délivrance) ;

24.2.2. Démarche paraclinique

–Échographie (diagnostic et vitalité fœtale). Stabilité de l'état hémodynamique :

–Test de coagulation au chevet de la patiente.

N.B. L'échographie ne saurait retarder la prise en charge.

24.3. Classification pronostique

Elle se fait en 3 grades selon la classification dite de SHER en trois Grades. (www.medg.fr/hematome-retro-placentaire/).

Tableau 24. Classes pronostiques des hématomes rétro placentaires

HRP		Métrorragie	Autres signes
Grade 1		+	–Aucun (enfant vivant, absence de détresse maternelle)
Grade 2		+	–Présence de signes cliniques ; mais –Détresse maternelle ; –Absence de MFIU (enfant vivant).
Grade 3	–a	+	–MFIU sans coagulopathie
	–b	+	–Présence de MFIU, avec –Coagulopathie

Source : https://www.ncbi.nlm.nih.gov/pmc/articles/PMC4048682/

24.4. CAT thérapeutique

24.4.1. Mesures générales

- Prendre une voie veineuse avec un cathéter 16 ou 18 Gauge ;
- Démarrer un Ringer lactate ou un sérum salé isotonique et adapter le débit à l'état hémodynamique ;
- Mettre en place une sonde vésicale à demeure (débit urinaire) ;
- Noter et contrôler les signes vitaux (pouls, TA, FR, température, état de la conscience) toutes les 15 min ;
- Éviter le TV.

24.4.2. Soins infirmiers

-1 ou 2 grosses voies veineuses ;

–NFS, plaquettes ;

–Fibrinogénémie ;

–TCK, TP ;

–PDF ;

–Sonde urinaire (diurèse horaire) ;

–Surveillance : feuille de surveillance, pouls, TA toutes les 15 minutes, diurèse horaire, volume des hémorragies (peser), NFS + hémostase toutes les heures.

24.4.3. Traitement médical

✓ Lutter contre l'hypovolémie :

- Sang frais ;
- Macromolécule en attendant volume inférieur à 1 litre ;

✓ Lutter contre les troubles de coagulation :

- Fibrinogène 2 ampoules de 1,5 g (soit 3 g, renouvelable au besoin) (4 g élèvent de 100 mg l'afibrinogénémie) ;
- Plasma frais congelé : 10 à 15 ml/kg ;
- Concentré plaquettaire :
  - Posologie : 0,5 x 10^{11} plaquettes/kg de poids chez un adulte ;
  - Passer les premiers ml très lentement (1 à 2 ml/min) ;
  - Puis 10 ml/min (durée moyenne de transfusion 30 min).

24.4.4. Prise en charge obstétricale

Elle dépend de la situation fœtale et maternelle :

24.4.4.1. Situation du fœtus.

Trois cas de figure sont possibles :

–Fœtus vivant : césarienne, sauf si travail avancé ;

–Mort fœtale et instabilité hémodynamique : césarienne ;

–Mort fœtale et stabilité hémodynamique :

24.4.4.2. Situation de la gestante

–RAM : accouchement dirigé ;

–Au bout de 2 heures sans évolution favorable : césarienne.

L'hématome rétro-placentaire est une urgence obstétricale. Un diagnostic approprié et une prise en charge encadrée améliorent le pronostic maternel et périnatal.

25.

Rupture utérine (RU)

25.1. Généralités

25.1.1. Définition

Solution de continuité au niveau du corps de l'utérus survenant généralement au cours du travail ou de l'accouchement (Zakin *et al.*, 1981b) ; (Zakin *et al.*, 1981a).

25.1.2. Intérêt

25.1.2.1. Prévalence

Une fréquence de 4/1 000 accouchent a été rapportée à Douala *(Tchente Nguefack et al., 2016).*

25.1.2.2. Dangerosité

La RU engage d'emblée le pronostic maternel et fœtal.

25.1.2.3. Évitabilité

La lutte contre ces causes.

25.1.2.4. Étiologie

La RU résulte généralement d'une surveillance inadéquate du travail d'accouchement, de l'utilisation inappropriée des ocytociques ou de la pratique inappropriée de certaines manœuvres obstétricales.

25.2. Diagnostic

25.2.1. Diagnostic positif

25.2.1.1. Signes fonctionnels

–Saignement vaginal de la cavité utérine, d'abondance variable au cours du travail et/ou de l'accouchement ;

–Forte douleur abdominale spontanée, d'apparition brutale, précédant le saignement, pouvant diminuer et/ou disparaître après la rupture.

25.2.1.2. Signes physiques

Perceptibles aussi bien chez la mère que chez le fœtus

Chez la mère

Surtout au niveau de l'abdomen, où se présentent deux cas de figure :

–« Abdomen en batracien » (forme anormale de l'abdomen, évasé) ;

–Abdomen sensible (sensibilité abdominale) ;

Chez l'enfant

–Parties fœtales aisément palpables sous la peau de l'abdomen (fœtus hors de la cavité utérine) ;

–Disparition des mouvements fœtaux et des BDCF :

–Absence ou élévation de la présentation ;

–Pâleur des conjonctives et des muqueuses (anémie) ;

–État de choc (pâleur des conjonctives et des muqueuses, extrémités froides, tension artérielle systolique (TAS) < 80 mm Hg, pouls > 120/min, tachypnée, temps de recoloration > 3 secondes).

25.2.2. Diagnostic différentiel

–Dystocie dynamique : l'utérus garde sa régularité, les pôles fœtaux ne sont pas palpes sous la paroi abdominale.

25.3. PEC thérapeutique

25.3.1. Mesures générales

En fonction des cas de figure :

–Choc : réanimation ;

–Absence de choc : rétablir le volume sanguin en perfusant du sérum physiologique ou du Ringer lactate.

25.3.2. Prise en charge chirurgicale

Fonction de cas de figure :

–RU, patiente stabilisée : laparotomie ;

–RU, patiente instable : laparotomie dès stabilisation de la patiente pour extraire l'enfant et le placenta ;

–Berges non nécrotiques : réparer la lésion utérine ;

–Berges nécrotiques : hystérectomie subtotale ;

–Lésions étendues au vagin : hystérectomie totale ;

–Soins après chirurgie.

25.3.3. Prise en charge pharmacologique

Antibiothérapie injectable, à relayer par voie orale au bout de 48 h :

- Amoxicilline : 1 g toutes les 6 heures x10 jours ;
- Gentamicine : 160 mg/j en IM x 7 jours ;
- Métronidazole : 500 mg x2/j en perfusion 7 jours.

25.3.4. Mesures physiques

En cas de rupture utérine sur travail obstructif, il faut placer une sonde urinaire à demeure pendant 10 jours.

25.4. Consignes de sortie

25.4.1. Counseling

–Instruire la patiente sur le pronostic de sa fécondité et lui prodiguer des conseils nécessaires. Discuter de la contraception en exposant les méthodes contraceptives.

–Étant donné le risque élevé de la répétition de la rupture utérine au cours des grossesses ultérieures, aborder la possibilité d'une contraception définitive avec la patiente (surtout multipare).

25.4.2. Mesures pharmacologiques

–Administration de fer par voie orale (60 mg de sulfate ou de fumarate ferreux par jour) pendant au moins un mois ;

–Programmer une visite de suivi 4 semaines après la sortie.

La rupture utérine présente un risque majeur pour la mère et le fœtus. Il s'agit d'une urgence obstétricale.

26.

Rétention du placenta

26.1. Généralités

26.1.1. Définition

La Rétention du placenta est la non-délivrance des annexes du fœtus jusqu'à 30 minutes après la naissance (Nieto-Calvache *et al.*, 2020) ; (Jauniaux et Hussein, 2020).

26.1.2. Intérêt

Deux éléments rentrent en compte, dont la prévalence et possibilité de prise en charge

26.1.2.1. Prévalence

La rétention placentaire est retrouvée dans environ 2 à 3 pour 1000 accouchements (Chhabra & Madhuri Dhorey 2002).

26.1.2.2. Classification

La rétention du placenta peut être partielle, ou totale. Elle est hémorragique ou non.

26.2. Causes

Les causes de la rétention du placenta sont multiples et nous pouvons citer :

La contraction inadéquate de l'utérus après la naissance.

L'Implantation vicieuse du placenta avec absence de plan de clivage (villosités placentaires adhérant aux couches profondes de l'endomètre/myomètre).

26.3. PEC d'urgence

–La prise en charge doit être urgente et rigoureuse afin d'éviter d'éventuelles complications, qu'elle soit hémorragique ou pas.

1. Administrer 40 unités d'ocytocine ;
2. S'assurer d'une voie veineuse efficace ;
3. Délivrance manuelle si rétention totale ;
4. Révision utérine en absence de rétention totale.

La rétention du placenta est une anomalie obstétricale, le plus souvent imprévisible, engageant le pronostic maternel.

27.

Délivrance artificielle

27.1. Généralités

Définition

La Délivrance artificielle est l'extraction manuelle de tout le placenta (de l'utérus). Il ne faut pas confondre la délivrance artificielle du placenta avec la révision utérine, contrôle de la vacuité et de l'intégrité utérine.

Intérêt

En prenant en compte le risque d'échec, il faut toujours se préparer pour une éventuelle laparotomie (Kongwattanakul *et al.*, 2020) ; (Perlman et Carusi, 2019).

27.2. Indications

–Hémorragie de la délivrance, avec le placenta partiellement décollé, retenu ou incarcéré dans l'utérus ;

–Non-décollement placentaire après 30 minutes d'attente depuis l'accouchement.

27.3. Matériel de délivrance artificielle

–Plateau stérile ;

–Gants plastiques ;

–Gants latex stériles ;

–Antiseptiques ;

–Antibiotiques ;

–Utéro toniques

–Sérum + vaccin antitétanique ;

–Compresses stériles ;

–Bock pour toilette vulvaire.

27.4. Conduite de la délivrance artificielle

–Préparer psychologiquement la patiente (la rassurer/confiance) ;

–Placer la patiente en position gynécologique ;

–Faire l'analgésique (Péthidine ou Dolosal^{R}), si disponible ;

–Respecter les règles d'asepsie ;

–Porter des gants stériles ;

–Introduire la main droite dans l'utérus en suivant le trajet du cordon ;

–Empaumer de la main gauche le fond utérin et l'abaisser vers le pubis ;

–Repérer l'insertion du placenta ;

–Décoller le placenta du bord cubital de la main ;

–Amener le placenta décollé en un seul mouvement ;

–Examiner le placenta ;

–Compléter par une révision utérine : explorer le fond, les faces et les bords utérins pour assurer la vacuité et l'intégrité de l'utérus.

27.5. Conduite pratique selon le résultat

27.5.1. En cas de succès de la délivrance

–Administrer 10 UI d'ocytocine en IVDL et les antibiotiques ;

–Nettoyer le périnée et le vagin à la Bétadine ;

–Vaccino-sérothérapie antitétanique (1 dose de VAT + 250 UI de SAT, si elle n'est pas bien vaccinée) ;

–Établir une fiche de surveillance, et surveiller (TA, pouls, muqueuses, écoulement sanguin, température).

27.5.2. En cas d'échec

27.5.2.1. Recours à la laparotomie

–Apprêter le sang en fonction de l'état de la patiente ;

–Transfuser selon l'évolution de l'état général ;

–Vérifier les paramètres d'hémostase ;

–Vaccino-sérothérapie antitétanique, si elle n'est pas bien vaccinée.

27.5.2.2. En attendant la laparotomie : curetage

–Examen sous valves ;

–Curetage si le col est fermé ;

–Examens complémentaires ;

–Envoyer le produit pour examen anatomopathologique ;

–Établir une fiche de surveillance.

27.5.2.3. En cas d'échec de curetage

–Ne pas insister en cas de résistance (placenta accreta ne peut être décollé, étant incrusté dans le muscle) ; et procéder à l'hystérectomie.

La délivrance artificielle est un acte obstétrical d'urgence, qui, bien conduit, devrait sauver la vie de la mère.

28.

Hémorragie du post-partum (HPP)

28.1. Généralités

28.1.1. Définition

L'HPP est le saignement par les voies génitales d'au moins 500 cc après un accouchement par voie basse et/ou césarienne et/ou ayant un retentissement sur l'état de la mère au cours des 42 jours qui suivent l'accouchement (Nwafor *et al.*, 2020).

28.1.2. Typologie/classification des HPP

Elle est dite précoce ou immédiate, quand elle survient dans les 24 heures après l'accouchement. Elle est tardive si elle survient entre les 24 heures et les 42 jours après l'accouchement.

28.1.3. Fréquence

Une fréquence de 4,1 % de cas d'HPP précoce a été rapportée au CHU de Yaoundé (Tebeu et al. 2013).

28.1.4. Pronostic

En cas d'HPP, la chirurgie d'urgence est associée à un risque élevé d'infections et de létalité maternelle (Dohbit *et al.*, 2017). Au Gabon, l'hystérectomie subtotale d'urgence était associée à une létalité de 24 % (Mayi-Tsonga *et al.*, 2004).

28.2. Etiopathogénie

28.2.1. Causes de l'hémorragie du post-partum précoce

Il y en a cinq, répertoriés dans le tableau suivant ci-après sous forme de « 5P » :

Tableau 25. Causes d'hémorragies du post-partum précoce

Facteurs étiologiques (5 P)		**Causes**
1.	Le « porteur »	–Utérus cicatriciel ; –Atonie ; –Inversion ; –Rupture : –Déchirures des voies génitales ; –Hématomes périgénitaux ; –Endométrite.
2.	Le « porté »	Placenta (infiltrant, rétention)
3.	Le « passager »	Fœtus (macrosomique)
4.	Le « plasma »	Coagulopathie
5.	Le « pousseur »	Hypercinésie utérine

Source : PM Tebeu

28.2.2. Facteurs favorisant l'hémorragie du post-partum précoce

Cinq ont été répertoriés :

i. Trouble de la coagulation ;

ii. Traumatisme du tractus génital haut (inversion utérine, RU) ;

iii. Épisiotomie, lacérations vaginales ;

iv. Origine utérine ;

v. Rétention placentaire et anomalies d'implantation placentaire (accreta, increta, percreta).

28.2.3. Facteurs de risque de l'atonie utérine

–Travail, prolongé, très rapide et sous ocytocine.

–Bêtamimétiques administrés dans les à 6 heures avant l'accouchement ;

–Distension utérine (grossesse multiple, hydramnios, macrosomie) ;

–Grande parité ;

–ATCD d'atonie utérine ;

–Chorioamniotite ;

–Utérus myomateux ;

–Malformations ;

–Certaines anesthésies générales, halothane ;

–Vessie pleine (globe).

28.3. Diagnostic

28.3.1. Circonstances de découverte

–Saignement persistant en filet (à la surveillance du post-partum immédiat) ;

–Altération de l'état général avec signes d'instabilité hémodynamique.

28.3.2. Signes généraux

–Saignement vaginal ;

–Hypersudation ;

–Lipothymie ;

–Vertige ;

–Froideur des extrémités/cyanose ;

–Pâleur ;

–Syncope ;

–Pouls > 120/min ;

–TA < 8/5 ;

–FR > 30/min ;

–Diurèse < 30 ml/h.

28.4. CAT en cas d'HPP sans rétention complète du placenta

28.4.1. Mesures de réanimation

–Appel à l'aide ;

–Pose de voie veineuse (remplissage, 2 litres en 1 h, salé, Ringer) ;

–Pose de la sonde urinaire à demeure ;

–Oxygène.

28.4.2. Mesures initiales de l'hémostase

–Massage ;

–Ocytociques : Cytothèque : 5 comprimés de 200 µg cassés par voie rectale et Ocytocine 20 UI dans 1 000 ml du SG 5 % à passer en 4 h (40 gouttes/min) ;

–Révision utérine ;

–Examen sous valve ;

–Compression bimanuelle ;

28.4.3. Mesures secondaires de l'hémostase

–Test de coagulation au lit de la patiente

–Culots érythrocytaires en fonction de la demande des anesthésistes ;

–Plasma frais congelé/sang frais ;

–Si inversion utérine : réduction manuelle.

28.4.4. De l'option opérationnelle

Elle dépend de la situation :

–Déchirure des voies génitales : suture des voies ;

–Déchirure du col : suture par abord vaginal ;

–Sommet visible ; sommet non visible : laparotomie.

–Persistance de l'hémorragie : délivrance : compression utérine, compression aortique ; si échec laparotomie (ligatures vasculaires ;

–ligature selon B-Lynch, HRT) (Icen *et al.*, 2020) ;

28.4.5. Conduite préventive

–Contacts prénataux ;

–GATPA ;

–Pronostic fonctionnel (aménorrhée par apoplexie hypophysaire : syndrome de Sheehan).

L'hémorragie du post-partum, une affection fréquente, grave, évitable, pouvant engager le pronostic maternel, suggère une prise en charge urgente et pluridisciplinaire.

29.

Compression utérine en cas d'hémorragies du post-partum

29.1. Généralités

Compression en cas d'HPP : ensemble de procédures physiques employées pour empêcher/limiter le flux sanguin dans le placenta et par conséquent arrêter l'HPP (Soltan and Sadek, 2011) ; (Andreatta *et al.*, 2011) ; (Perosky *et al.*, 2011).

29.2. Indications

–Hémorragie persistante du post-partum après assurance de vacuité ;
–HPP après extraction artificielle partielle ou totale du placenta ;
–HPP avec rupture utérine en attente

29.3. Types de compression

Il en existe deux, en fonction de l'organe compressé : compression de l'utérus et compression de l'aorte.

29.3.1. Compression bimanuelle de l'utérus

–Enfiler des gants stériles ;
–Introduire la main dans le vagin ;
–Fermer la main ;
–Placer le poing fermé dans le cul-de-sac antérieur et exercer une pression contre la paroi antérieure de l'utérus ;
–Avec l'autre main, exercer une forte pression sur l'abdomen, derrière le fond utérin, en appuyant contre la paroi postérieure de l'utérus ;

–Maintenir la compression jusqu'à la maîtrise du saignement que l'utérus se contracte.

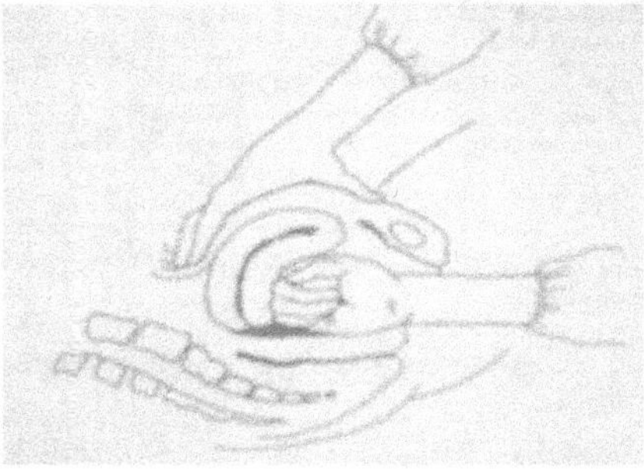

Figure 15. Compression bimanuelle de l'utérus (illustration)
Source : https://images.app.goo.gl/w25MNKuBP19fb7V1A

29.3.2. Compression de l'aorte abdominale

–Exercer une pression vers le bas avec le poing fermé sur l'aorte abdominale, directement à travers la paroi abdominale ;

–Le point de compression se situe juste au-dessus de l'ombilic et légèrement sur la gauche ;

–Pendant le post-partum immédiat, le pouls aortique se perçoit aisément à travers la paroi abdominale ;

–Avec l'autre main, rechercher le pouls fémoral. Il se présente deux cas de figure, aux significations opposées :

–Pouls palpable pendant la compression : pression exercée par le poing insuffisante.

–Pouls fémoral non palpable : pression suffisante.

–Maintenir la compression jusqu'à ce que le saignement soit maîtrisé.

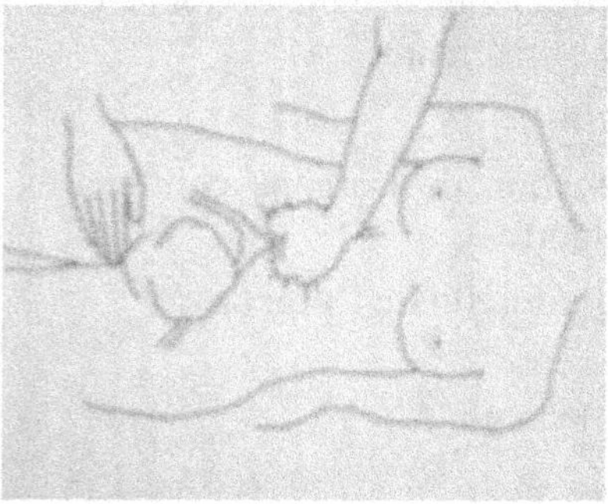

Figure 16. Compression de l'aorte abdominale (illustration)
Source : https://images.app.goo.gl/smBvAEACvGEYustL8

La compression (bimanuelle) de l'utérus ou la compression de l'aorte sont des moyens adjuvants au traitement médical d'une hémorragie du post-partum, situation pouvant engager le pronostic vital, en attendant une éventuelle prise en charge chirurgicale.

30.

Coagulation intravasculaire disséminée (CIVD)

30.1. Généralités

Définition

CIVD : trouble de la crase sanguine, encore dénommée coagulopathie de consommation, attribuée/dû à la consommation des facteurs de coagulation (Costello & Nehring, 2020) ; (Helms *et al.*, 2020).

30.2. Facteurs de risque

–MFIU : risque de CIVD, en général après 4 à 6 semaines ;

–Hémorragie post-partum persistante, indépendamment de l'origine ;

–HTA sur grossesse ;

–HRP ;

–MFIU.

30.3. Diagnostic

1. Anamnèse : contexte ;

2. Examen clinique : sang s'écoulant sans caillot ;

3. Test de coagulation au lit du malade ;

3.1. Procédure :

–Matériel : tube sec, seringue, coton, alcool, sparadrap ;

–Conduite pratique :

a. Prélever 2 ml de sang veineux dans un tube à essai en verre propre sec ;

b. Tenir le tube dans le poing fermé pour le maintenir au chaud ;

c. Au bout de 4 min, un caillot se forme et tout le sang du tube se coagule, permettant de retourner complètement le tube, alors il n'y a pas de trouble de coagulation ;

d. Au bout de 7 min, le sang n'est toujours pas coagulé ou si le caillot est mou et se désagrège facilement, cela évoque une coagulopathie.

30.4. CAT thérapeutique

1. Mesures générales : réanimation en situation d'instabilité hémodynamique ;

2. Rétablir la coagulation en urgence : PFC ;

–Le volume initial de PFC nécessaire est communément de l'ordre de 10 à 15 mL/kg (600 à 900 ml pour un adulte de 60 kg).

3. En absence du PFC, administrer du sang frais. Pour tous les 2 litres de sang, administrer 10 ml de gluconate de calcium à 10 %.

3. Surveillance

–L'évaluation biologique de l'efficacité des PFC est incontournable, devant décider de l'éventuelle poursuite du traitement.

L'administration de PFC doit être guidée en priorité par les tests de laboratoire en excluant des causes comme : traumatique, taux fibrinogène < 1 g/l, numération plaquettaire < à 50 000/ml.

Le taux de prothrombine (TP) et le temps de céphaline activée (TCA) sont associés à un saignement anormal lorsque leur valeur atteint 1,5 à 1,8 fois la valeur témoin (soit un TP < 40 % environ).

30.5. Traitement préventif en contexte chronique

VITK, 1 à 2 ampoules de 10 mg du médicament par voie intraveineuse par jour pendant 3 jours. Par exemple avant induction en cas de MFIU.

La coagulation intravasculaire disséminée est une situation obstétricale d'extrême urgence, dont la prise en charge doit être pluridisciplinaire, avec pour pilier la réanimation.

SECTION XII

URGENCES OBSTÉTRICALES NON HÉMORRAGIQUES

31.

CAT face à une souffrance fœtale aiguë (SFA)

31.1. Généralités

31.1.1. Définition

La SFA est une perturbation métabolique d'urgence suivie en quelques minutes, voire quelques secondes, de la Mort fœtale in utero ou de lésions neurologiques (Hruban *et al.*, 2020).

31.1.2. Prévalence

La fréquence de la SFA dans diverses études africaine varie de 4-20 % de nouveau-nés (https://fdocuments.net/document/la-souffrance-ftale-aigue-dans-le-service-de-gynco-je-garderai-en-mmoire.html?page=1). Une étude malienne rapporte 277 cas sur 2732 accouchements, soit une fréquence de 10 % (*Keka Lounlo D. 2009*).

172 cas de SFA/3 482 accouchements, soit 4,9 %, ont été enregistrés dans le centre de santé de la commune V, Bamako, Mali (Nimaga D. 2007).

31.2. Diagnostic

1. Circonstance : femme en travail, BDCF anormaux, LA méconial ;
2. Anamnèse : peu contributive ;
3. Examen clinique : RCF, LA, contractions utérines ;
4. Examen paraclinique : cardiotocographie ;
5. Synthèse clinique :

- Un tracé normal implique un fœtus en bon état même si le liquide amniotique est verdâtre (méconial).
- Tracé anormal implique état incertain.

31.3. Conduite à tenir thérapeutique

31.3.1. Moyens/processus/procédure

–Extraction ;

–Changement de position de la mère ;

–Oxygénation ;

–Baisse des contractions utérines ;

–Traitement de l'hypotension.

31.3.2. Conduite pratique

31.3.2.1. En toute circonstance

–Ressources humaines (anesthésiste, biologiste, instrumentiste du bloc opératoire, néonatalogiste) ;

–Appel à l'aide ;

–Décubitus latéral gauche ;

–Oxygénation (6 litres/minute).

31.3.2.2. Conduite de l'accouchement

–Tracé normal ou tolérable : abstention (ne rien entreprendre) ;

–Tracé anormal :

- Décélération après 5 contractions : moyens simples ;
- Décélération après 1 CU : anomalie extrême ;

–Dilatation < 8 cm : césarienne d'urgence ;

–Dilatation de 8 à 10 cm : ventouse ;

–Dilatation complète : ventouse ou forceps ;

–Disproportion Céphale pelvienne : césarienne.

31.3.2.3. Fonction de la qualité de prise en charge

- Bon pronostic à court, à moyen et à long terme.
- Asphyxie néonatale, voire décès (Tochie *et al.*, 2016).

31.3.2.4. Prévention

Elle est basée sur les facteurs de risque (Baseer *et al.*, 2020).

La souffrance fœtale aiguë est une urgence obstétricale, pouvant engager le pronostic vital aussi bien de l'enfant que de la mère. Le pronostic peut être favorable grâce à une bonne évaluation clinique, paraclinique, et une prise en charge adéquate.

32.

Procidence du cordon

32.1. Généralités

32.1.1. Définition

Procidence du cordon : descente du cordon ombilical en avant de la présentation, après rupture des membranes (Rajakumar *et al.*, 2017) ; (Alouini *et al.*, 2010) ; (Wasswa *et al.*, 2014).

32.1.2. Fréquence

Dans les différentes études, la fréquence varie de 2,1 à 6,6/1 000 accouchements (Dufour *et al.*, 1996) ; (Onwuhafua *et al.*, 2008) ; (Traore *et al.*, 2006). Au Cameroun, 2,8/1 000 accouchements (Nana *et al.*, 2010).

32.2. Diagnostic

32.2.1. Diagnostic positif

Le diagnostic positif est basé sur les éléments de terrain, de la clinique et de la paraclinique. Nous pourrons avoir :

–Rupture spontanée des membranes ;

–TV systématique permettant de ressentir le cordon en avant de la présentation ;

–Altération du RCF comme complication.

32.2.2. Diagnostic différentiel

Il s'agit du **procubitus**, qui est caractérisé par le cordon qui tombe en avant ou plutôt à côté de la présentation ; mais avec les membranes intactes.

32.3. Classification anatomopathologique

L'on distingue trois degrés de procidence du cordon :

✓ 1er degré : cordon dans le segment inférieur ou le col (latérocidence) ;
✓ 2e degré : cordon dans le vagin, affleurant la vulve (sans la traverser) ;
✓ 3e degré : cordon descendu hors de la vulve.

32.4. Déterminants de la décision thérapeutique

–Présentation ;
–Degré de dilatation ;
–État du fœtus ;
–Évolution du travail.

32.5. Actions thérapeutiques

–Cordon battant & travail non avancé : CS d'urgence ;

–Cordon battant & travail avancé : ventouse.

32.6. Préparation de la césarienne d'urgence

32.6.1. Cordon battant

a) Mobiliser tout le personnel
b) Prise en charge en salle d'accouchement

–Mettre la parturiente en position de Trendelenburg ou genupectoral ;

–Oxygéner ;

–Injecter une ampoule de Salbutamol 0,5 mg en sous-cutané ;

–Refouler la présentation avec la main jusqu'à l'extraction fœtale ;

–Sonder la vessie, remplir avec 250 cc de sérum physiologique et clamper ;

–Surveiller le RCF ou palper continuellement le cordon ;

–Humidification du cordon ;

–Raser la patiente ;

–La placer sur un brancard et la transférer sans délai au bloc opératoire.

c) Prise en charge au bloc opératoire

–Se laver les mains ;

–Préparer les instruments avant l'arrivée de la patiente au bloc opératoire ;

- Installer la patiente sur la table ;
- Asepsie cutanée ;
- Vérification ultime du RCF ou palpation du cordon par une sage-femme ;

–Installation des champs et incision médiane sous-ombilicale ;
–L'assistant qui refoulait la présentation retire la main du vagin.

32.6.2. Cordon non battant

–Accouchement par voie basse si pas de contre-indication (CIND) ;
–CIND de la voie basse, césarienne.

32.6.3. Cas particuliers

–Présentation du siège et procidence avant dilatation complète : césarienne ;

–Présentation transverse ou de l'épaule : dans ces cas, l'indication thérapeutique est fonction de la présentation et non de la procidence.

32.6.4. CAT face au procubitus

–Respecter les membranes ;

–Attendre la dilatation complète sous surveillance du RCF ; puis rompre les membranes et terminer l'accouchement.

La procidence du cordon est une urgence obstétricale, dont la prise en charge est pluridisciplinaire.

33.

Menace d'accouchement prématuré (MAP)

33.1. Généralités

33.1.1. Définition

La MAP est l'apparition de contractions utérines régulières (au moins 1/10 min), douloureuses, associées à des modifications cervicales, entre 28 et 36 semaines d'aménorrhée gravidique révolues.

33.1.2. Intérêt

La fréquence d'accouchements prématurés spontanés est fonction du niveau de développement. En France 8 % d'accouchements sont prématurés spontanés (Lansac *et al.*, 2017).

33.2. Diagnostic

33.2.1. Diagnostic positif

–Forte suspicion basée sur l'interrogatoire, orientée par l'examen physique, à confirmer/infirmer par le bilan complémentaire.

–En absence de test rapide en salle d'accouchement, se contenter de l'anamnèse et de l'examen clinique.

Critères diagnostiques :

- Contractions régulières et fortes ;
- Contractions modifiant le col (effacement et dilatation) ;
- Contractions clairement ressenties (par la patiente).

33.2.2. Diagnostic différentiel

a) Faux travail : colopathie fonctionnelle, cystite

b) Contractions de Braxton-Hicks :

–Non douloureuses ;

–Début dès 20 SA ;

–Irrégulières (toutes les 60 min au début ; toutes les 15 min dès 37 SA).

33.3. Facteurs de risque d'accouchement prématuré

Plusieurs facteurs de risque décrits, ainsi, à Yaoundé, Cameroun, 13,95 % d'accouchements prématurés sont retrouvés chez les nullipares (Tebeu et al., 2002).

33.3.1. Coefficient de risque d'accouchement prématuré

La maîtrise des variables susceptibles de favoriser la survenue d'accouchements prématurés permet d'en adopter les mesures préventives.

Le coefficient de risque d'accouchement prématuré (CRAP) a été établi par Papiernik (tableau ci-après), *Merger et al. (1985*).

Le score maximal total est de 15. L'interprétation du score de Papiernik se présente comme ci-après :

- ✓ < 5 : pas de risque d'accouchement prématuré ;
- ✓ -10 : risque élevé d'accouchement prématuré ;
- ✓ 11 à 15 : risque certain d'accouchement prématuré.

Tableau 26. Coefficient de risque d'accouchement prématuré

	Terrain socio-économique	**Antécédents obstétricaux**	**Activité professionnelle**	**Signes en grossesse**
1	–Plus de 2 enfants sans aide familiale –Bas niveau socio-économique (NSE)	–Curetage –Grossesses rapprochées (<1 an entre accouchement et autre conception).	–Travail à l'extérieur	–Fatigue inhabituelle ; –Prise de poids excessive.
2	–Grossesse illégitime non hospitalisée en maison maternelle –< 20 ou > 40 ans	-2 Curetages	–≥ 3 étages sans ascenseur –≥ 10 cigarettes/jour	–Prise de poids < 5 kg ; –Albuminurie ; –Pression artérielle (maxima >13 ; minima > 8).
3	–Très bas niveau socio-économique ; –Moins de 1,50 m ; –Moins de 40 kg.	–≥ 3 curetages ; –Utérus cylindrique	–Longs trajets quotidiens –Efforts inhabituels –Travail fatigant –Grand voyage	–Chute de poids le mois précédent ; –Tête basse avant le terme ; –Segment < formé avant terme ; –Siège après 7 mois.
4	–< 18 ans	–Pyélonéphrite	–	–Métrorragie du 2e trimestre ; –Col court ; –Col perméable ; –Utérus contractile
5	–	–Malformation utérine ; –1 avortement tardif ; –1 accouchement prématuré.	–	–Grossesse gémellaire –Placenta prævia –Hydramnios

Source : https://devsante.org/articles/prise-en-charge-d-une-menace-d-accouchement-premature

33.3.2. Facteurs de risque d'accouchement prématuré liés à l'activité (professionnelle)

L'activité professionnelle de la gestante peut impacter sur le terme de l'accouchement (*Mamelle et al., 1984*). Pour un score de 0 à 5 par exemple, le taux de naissances prématurées passe de 2,3 à 11,1 %. Cette corrélation reste significative après contrôle des facteurs de confusion, dont les cinq groupes identifiés sont illustrés dans le tableau ci-après.

Tableau 27. Grille de risque professionnel de prématuré

Score	**Indice**	**Indice fort si :**
1	Posture	–Acrobatique > 1 heure par jour et debout > 2 heures ; –Debout > 6 heures par jour.
1	Machine	–Travail à la chaîne sur une machine industrielle ; –Travail indépendant sur une machine industrielle avec efforts ou vibrations importantes.
1	Charge physique	–Effort physique important ou par à-coup ; –Transport de charge > 10 kg.
1	Contexte psychique	–Tâches répétitives ; –Tâches variées.
1	Environnement	Au moins 2 des 4 éléments suivants : –Bruit important autour du poste de travail ; –Température froide ; –Atmosphère trop humide ou trop sèche ; –Manipulation de produits chimiques.
Valeur de l'indice de risque pour chaque gestante : de 0 à 5		

Source : https://www.sfmp.net/wp-content/uploads/2017/10/Delnord.pdf

33.4. Classification pronostique de la MAP

Le score pronostique se conçoit chez une gestante présentant déjà une MAP. Il est question d'établir le risque d'échec d'un traitement conservateur.

33.4.1. Cotation du score pronostique de Baumgarten/12

Tableau 28. Score pronostique de Baumgarten

Variables	/	0	1	2	3	4
Contractions	2	–	Irrégulières	Régulières	–	–
Rupture membranes	4	–	–	Probable	–	Franche
Métrorragies	2	–	Modérées	Importante (> 100 ml)	–	–
Dilatation	4	–	1 cm	2 cm	3 cm	4 cm

Source : http://dspace.univ-tlemcen.dz/bitstream/112/8741/1/LA-MENACE-DACCOUCHEMENT.pdf

33.4.2. Interprétation du score pronostique de Baumgarten

Tableau 29. Interprétation du score pronostic de Baumgarten

Score	MAP	Risque d'expulsion
< 3	Légère	Mineur
3-6	Modérée	Intermédiaire
> 6	Sévère	Majeur

Source : http://dspace.univ-tlemcen.dz/bitstream/112/8741/1/la-me nace-daccouchemenT.pdf

33.5. Déterminants de la décision thérapeutique

- ✓ Âge gestationnel ;
- ✓ Bien-être fœtal ;
- ✓ Orientation étiologique ;
- ✓ Sévérité de la MAP.

33.6. Moyens thérapeutiques

Nursing

–Mettre la patiente au repos absolu et en décubitus latéral gauche (efficace de 30 % environ) ;

–Placer une voie veineuse avec sérum glucosé 5 % ;

–Surveiller le rythme cardiaque fœtal (RCF) ;

–Donner une sédation et/ou anxiolytique (Diazépam) à la patiente ;

–Tocolyse en hospitalisation.

Tocolyse

33.7. Indications thérapeutiques

33.7.1. MAP légère

–Hospitalisation ;

–Repos ;

–Sédation ;

–Recherche étiologique.

33.7.2. MAP modérée ou sévère

–Hospitalisation ;

–Repos strict/absolu ;

–Tocolyse en 48 heures.

33.8. Contre-indications générales à la tocolyse

–Mort fœtale in utero ;

–Malformation incurable ;

–Souffrance fœtale aiguë ;

–Infection intra-utérine (chorioamniotite) ;

–Placenta prævia ;

–Métrorragies inexpliquées ;

–Dilatation ≥ 4 cm.

33.9. Surveillance de la tocolyse

–Température toutes les 4 h pendant 24 h et toutes les 12 h par la suite.

–Éviter des TV répétitifs, sauf si indications particulières (CU, métrorragies) ou le jour de la sortie ;

–RCF ;

–Congé, arrêt de l'écoulement, apyrexie ;

–NFS, CRP, PV (bactériologies), bilan systématique une fois par semaine.

33.10. Options de tocolyse

33.10.1. Option A : tocolyse aux inhibiteurs calciques

Si possible un inhibiteur calcique par voie orale, en général, la Nifédipine retard ou l'incardine, en fonction de la disponibilité.

33.10.1.1. Prescription

–Traitement d'attaque : 1 cp de 20 mg de Nifédipine (Adalat) ;

–Dose d'entretien : 60 à 160 mg/24 h ; Nifédipine (Adalat Retard) en moyenne 1 cp à 20 mg/6 à 8 h ;

–Durée de tocolyse : 72 h.

33.10.1.2. Indications préférentielles

–En cas de diabète ;

–Grossesse multiple ;

–En présence d'une HTA ;

–En cas d'échec ou en présence d'effets secondaires du Salbutamol.

33.10.1.3. Précautions

–Risque d'hypotension sévère rare : bien toléré, même si TAS < 100 mmHg ;

–Effets secondaires : érythème facial, céphalées, nausées, allergies ;

–Contre-indication aux inhibiteurs calciques : traitement par sulfate de magnésium ;

–Anesthésie péridurale.

33.10.1.4. Nursing

–Garde veine ;

–Contrôle de la TA toutes les 5 min pendant 15 min après chaque comprimé d'Adalat.

–En cas de persistance des contractions utérines, ajouter 20 mg après 15 min (max 40 mg, à la 1re heure).

33.10.2. Option B : tocolyse au Salbutamol par voie intraveineuse

33.10.2.1. Prescription

-10 ampoules de Salbutamol à 0,5 mg (5 mg) dans 500 ml de Sérum glucosé :

–Débuter par 10 gouttes/min ;

–Bonne tolérance, et persistance des CU : augmenter de 10 gouttes toutes les 30 minutes ;

–Si arrêt des CU, maintenir le même débit pour 24 heures depuis la dernière contraction ;

–Après la cessation des contractions, le bénéfice du Salbutamol (1 ampoule I. M. toutes les 6 heures, ou comprimé 2 mg, *1 cp 3 à 4 fois/j,* n'a pas été prouvé.

33.10.2.2. Surveillance maternelle

–Pouls, TA, FR, douleurs thoraciques ;

–Arrêt salbutamol si tachycardie sévère (pouls > 120/min), si hypotension (TA : 8/5), douleurs thoraciques, dyspnée :

33.10.2.3. Contre-indications au Salbutamol

–Maladies coronariennes ;

–Troubles du rythme cardiaque ;

–Cardiomyopathies.

33.11. Traitement associé à la tocolyse

–Repos ;

–Si MAP avant 34 SA : corticothérapie avec du Bétaméthasone (Célestène) : 12 mg par voie IM à renouveler 24 heures plus tard ; ou,

–Dexaméthasone 6 mg toutes 12 heures (4 doses) ;

–Traitement étiologique selon le cas (antibiotique, antipyrétique, antipalustres…).

33.12. Bilans à visées étiologique et thérapeutique

–Bilan sanguin : NFS, plaquettes, temps de coagulation, créatinine ; glycémie, CRP, groupe sanguin/rhésus, Hémiparasite ;

–Prélèvements vaginaux et endocervicaux, ECBU ;

–TV + échographie endovaginale : longueur du col.

La menace d'accouchement prématuré est une situation obstétricale inquiétante. La prise en charge impose une approche pluridisciplinaire ; les options thérapeutiques doivent être au cas par cas, en tenant compte de la possibilité de viabilité de l'enfant hors des entrailles matérielles.

34.

Maturation pulmonaire

34.1. Généralités

34.1.1. Définition

La maturation pulmonaire consiste à rendre les poumons aptes à fonctionner normalement, de manière autonome, une fois hors de l'utérus.

34.1.2. Contexte

La maturation pulmonaire est nécessaire en cas de risque élevé d'accouchement prématuré, à un âge où le fœtus est insuffisamment développé, et donc inapte à l'autonomie respiratoire (Kemp *et al.*, 2020) ; (White *et al.*, 2019).

En effet, avant 34 semaines de grossesse, la maturation pulmonaire naturelle n'est pas encore effective, le fœtus respirant grâce à l'action placentaire. D'où la nécessité de remédier à une telle absence de maturation, face à la perspective d'un accouchement prématuré inévitable.

34.2. Indications

Les circonstances suivantes suggèrent la maturation pulmonaire :

–Risque d'accouchement avant terme (entre 28 et 34 semaines de grossesse) ;

–Contractions utérines et/ou modification du col ;

–Rupture des membranes ;

–Pathologie maternelle et/ou fœtale entraînant un risque d'accouchement avant terme.

34.3. Processus

La maturation pulmonaire est essentiellement médicamenteuse :

–Célestène chrono dose 12 mg (2 amp., de 6 mg de Bétaméthasone) IM à 24 h d'intervalle (soit un total de 24 mg par cure de maturation) ;

–Dexaméthasone (6 mg à répéter toutes les 12 heures, 4 doses) ;

34.4. De la répétition des doses

Bien que controversée, la répétition des doses en vue de la maturation pulmonaire n'est pas systématiquement proscrite. Elle est possible, dans certaines conditions.

En effet, en cas de persistance de la menace d'accouchement avant la capacité autonome des poumons, après une première dose administrée entre 24 et 27 semaines (la) répéter une fois entre 28 et 34 semaines.

Cependant, si la première maturation pulmonaire est administrée entre 28 et 34 semaines, ne pas la répéter, malgré l'éventuelle persistance de la menace, sauf circonstances particulières, après consultation).

La maturation pulmonaire est une action fondamentale en cas de menace d'accouchement prématuré.

35.

Mort fœtale in utero (MFIU)

35.1. Généralités

35.1.1. Définition

La MFIU est un arrêt de l'activité cardiaque du fœtus. Elle peut être précoce ou tardive selon l'âge gestationnel (Anu *et al.*, 2019).

35.1.2. Intérêt

La MFIU pose un double problème : diagnostic étiologique et prise en charge médicale et psychologique.

35.2. Classification

Elle tient compte de l'âge et/ou du poids du fœtus au moment de la cessation de l'activité cardiaque. Aussi distingue-t-on la MFIU précoce de la MFIU tardive.

35.2.1. Mort fœtale in utero précoce

Arrêt de l'évolution du produit de conception (avant son expulsion/extraction complète) entre 14 et 24 SA (12 et 22 SG).

35.2.2. Mort fœtale in utero tardive

Survenue à partir de 22 semaines de grossesse (24 SA) révolues ou de poids au moins égal à 500 g (en absence de données sur l'âge gestationnel).

35.3. Diagnostic

35.3.1. Diagnostic positif

35.3.1.1. Anamnèse

–Âge gestationnel : au moins 14 SA ;

–Absence de mouvements du fœtus : actifs.

35.3.1.2. Clinique

–Absence de BDCF ;

–HU en défaut.

35.3.1.3. Paraclinique

–Échographique

Absence d'activité cardiaque, absence de MAF, plus tard double contour crânien ;

–Échographie obstétricale

Elle devra s'assurer que les mensurations fœtales correspondent au terme, afin d'éviter la confusion avec grossesse arrêtée non expulsée découverte tardivement. Une telle distinction est d'autant plus importante que, aussi bien les causes que la prise en charge ultérieure de la patiente sont différentes.

–Radiographie du contenu utérin

Il s'intéresse au chevauchement des os du crâne.

35.3.1.4. Diagnostic différentiel

La Fausse Couche précoce (avant 12 SG (14 SAG) suggère également l'arrêt du développement d'un œuf clair, sac gestationnel sans embryon visible.

35.4. Devenir du fœtus mort in utero

Il se présente deux cas de figure

35.4.1. Momification : ***fœtus papyrus***

concernant la MFIU entre 12 et 22 semaines de grossesse (14 et 24 SAG) elle se concrétise comme suit :

–Dessèchement du fœtus ;

–Condensation des tissus qui rabougrissent, se durcissent ;

–Teinte terreuse de la peau qui, devenue trop ample, se plisse et se moule sur les os ;

–Diminution du liquide amniotique, qui s'épaissit, se trouble, et finit par disparaître, laissant un enduit sur le fœtus ratatiné ;

–Amincissement et durcissement du placenta.

35.4.2. Macération : fœtus sanguinolentus

Elle concerne la MFIU au-delà de 20 semaines de grossesse.

35.4.2.1. Classification (étapes) de la macération

-1e degré : 2e au 3e jour

L'épiderme soulevé par de larges phlyctènes rougeâtres prédomine au niveau des membres inférieurs ;

-2e degré : 4e au 8e jour

Les phlyctènes s'étendent, atteignant la face et le crâne qui sont les derniers à desquamer, les phlyctènes se rompent, laissant le derme ;

-3e degré : 9e au 12e jour

Véritable dislocation du fœtus, la tête se déforme et les os se chevauchent.

35.4.2.2. Détails sur la progression de la macération

Phase 1, à partir du 3e jour post mortem, débute le soulèvement épidermique.

–Pieds, malléoles ;
–Scrotum ;
–Membres inférieurs ;

–Abdomen, puis ;
–Membres supérieurs ;
–Enfin, la face ;
–Sérosité décolle l'épiderme ;
–Sang hémolyse ;
–Derme, mis à nu, s'infiltre d'hémoglobine et devient violacé *(fœtus sanguinolentus)*.

Phase 2, au bout de sept jours débute l'altération viscérale.

–Les viscères subissent à leur tour la macération ;
–Le foie devient friable, le cerveau diffluent ;
–Les os du crâne se chevauchent ;
–Le cuir chevelu trop large forme de vastes plis ;
–Le thorax s'affaisse ;
–L'abdomen s'étale ;
–Tout le corps devient mou comme le caoutchouc ;
–La cornée rosit, puis les milieux transparents, enfin le cristallin vers le 12e jour.

Phase 3 : au bout de 2 semaines (placenta)

–Le placenta devient œdémateux, grisâtre ;
–Les membranes livides ;
–Le cordon infiltré ;
–Le liquide amniotique épaissit, de couleur brunâtre ;
–Les villosités altérées, mais moins que les tissus fœtaux, ce qui explique la survenue de la CIVD parfois après 2 semaines et parfois après 4 à 6 semaines.

35.5. CAT thérapeutique

35.5.1. Mesures générales

–Counseling
–Bilan d'hémostase : NFS, plaquettes, fibrinogène, TS, TC, TP, GS RH ;
–Préparer 2 unités de sang frais ;
–Bilan étiologique si possible ;
–Traiter l'éventuelle étiologie : anti palustre, antibiotique, antihypertenseur ;
–Évaluer le score de bishop.

35.5.2. Déclenchement de l'expulsion

35.5.2.1. Score de bishop défavorable

–Misoprostol 50 microgrammes à renouveler au bout de 6 heures ;
–Autres méthodes de maturation cervicale : laminaire, sonde de Foley.

35.5.2.2. Score de bishop favorable

–Ocytocine ;

–Acide tranexamique : 1 g toutes les 6 heures pendant 24 heures ;

–Révision utérine systématique à l'accouchement ;

–Traitement antibiotique prophylactique si membranes rompues.

35.6. Complications

–Très rapide progression de l'infection ovulaire dès rupture des membranes ;

–Troubles de l'hémostase : défibrination à la fréquence proportionnelle à la durée de la rétention ;

–Répercussions psychologiques constantes, d'où la nécessité de ne pas prolonger la période de rétention.

La mort fœtale intra-utérine est une situation obstétricale particulièrement grave, qui, en plus du décès effectif du bébé, peut engager le pronostic de la mère. Elle impose une prompte prise en charge bidimensionnelle : physique et psychologique.

36.

Rupture prématurée des membranes (RPM)

36.1. Généralités

36.1.1. Définitions

36.1.1.1. Rupture des membranes

Libération du liquide amniotique entourant le fœtus. Elle précède normalement de quelque moment, le début du travail d'accouchement pour un bébé en âge de viabilité.

36.1.1.2. Rupture prématurée des membranes

L'on parle rupture prématurée de membrane quand, au bout de 6 à 12 h après la libération du liquide amniotique qui recouvre le fœtus, le travail d'accouchement sur une grossesse en âge de viabilité (22 semaines, OMS) n'a pas commencé.

36.1.2 Intérêt/pertinence

36.1.2.1. Pronostic

Risque important pour la mère et le bébé.

36.1.2.1.1. Pour la mère

–Une infection de l'utérus peut entraîner une fièvre, des pertes vaginales importantes ou malodorantes, ou des douleurs abdominales ;

–Risque d'accouchement en urgence par césarienne (Foumane *et al.*, 2014).

36.1.2.1.2. Pour le bébé

–Décollement placentaire précoce :

–Infection intra-amniotique (membranes recouvrant le fœtus et le fœtus lui-même).

–positionnement anormal du fœtus

–Prématurité, avec un triple risque accru :

–Problèmes pulmonaires ;

- Hémorragie cérébrale (développement anormal, sources de qui entraîne des problèmes tels qu'une infirmité motrice cérébrale) ;
- Décès potentiel.

Fréquence

Une fréquence de 5 à 10 de RPM sur 1 000 de grossesse (Duff et al., 1984).

36.2. Diagnostic

36.2.1. Diagnostic positif

36.2.1.1. Signes fonctionnels

- Écoulement de liquide par le vagin ;
- Jour et heure de la rupture ;
- Âge gestationnel

36.2.1.2. Signes physiques

- Écoulement du liquide sur les jambes, au speculum (Valsalva positif ;
- TV à éviter (s'il le faut, exclusivement avec gants stériles) ;
- Diminution de la hauteur utérine ;
- Présence/absence de BDCF ;
- Présentation fœtale (installer le speculum stérile) ;
- Visualiser le col utérin pour objectiver l'origine du liquide) ;

36.2.1.3. Signes paracliniques (à rapporter)

- Biologie : prélèvement vaginal + culture + antibiogramme, NFS, CRP, GS/RH ;
- Échographie obstétricale ;
- Enregistrement du RCF ;
- Test à la Nitrazine si disponible ;
- Test d'Arborisation.

36.2.2. Diagnostic différentiel

- Ne pas confondre RPM et avortement inévitable, présentant le même tableau clinique, sauf en ce qui concerne l'âge de viabilité.
- Rupture intempestive des membranes (RIM) : survenue au cours du travail, mais avant dilatation complète ;
- Fistule vésico-vaginale ;
- Rupture de la poche amniochoriale.

36.3. CAT/PEC

36.3.1. RPM avant 28 SA (6 mois)

Dans notre contexte, il ne s'agit pas de RPM, mais d'avortement tardif inévitable, le pronostic fœtal est très sévère, message à intégrer dans le counseling.

Tableau 30. Synthèse de la CAT en cas de RPM en fonction de l'AG

AG	< 28 SA	[28-34 SA [	[34-36 SA [	≥ 37 SA
ATB	ATB	ATB	ATB	ATB
Repos	Repos	Repos	Repos	Induction accouchement
Tocolyse	Tocolyse	Tocolyse	Ne rien faire	
Maturation P	ITG	Corticoïde		

Source : P. M. Tebeu

36.3.2. Surveillance

–Clinique : température, pouls, garnitures, MAF, BDCF ;

–Biologie : CRP, NFS/RCF/jour ;

–Échographie obstétricale ; PV + culture + antibiogramme/semaine.

36.3.3. Complications & prise en charge

–Complications :

- Chorioamniotite ;
- SFA ;
- Présentation du siège ;
- Procidence du cordon.

–CAT face aux complications

Accouchement (VB ou VH en fonction de la situation).

La rupture prématurée des membranes est une situation d'urgence obstétricale à risque pour la mère et le bébé, dont la prise en charge efficace inhibe les complications.

SECTION XIII

PATHOLOGIES MÉTABOLIQUES SUR GROSSESSE

37.

CAT en cas d'hyperemesis gravidarum

37.1. Généralités

37.1.1. Définition

L'Hyperemesis gravidarum, encore appelée hyperemesis gravidique, est un tableau clinique constitué de vomissements sévères et de nausées, incoercibles au cours de la grossesse, accompagnés des troubles de l'homéostasie et d'une perte pondérale > 5 % (Suwanwongse & Shabarek, 2020) ; (Meinich et Trovik, 2020) ; (Jennings & Krywko, 2020) ; (Nawaz *et al.*, 2020).

37.1.2. Intérêt

37.1.2.1. Épidémiologie

–Fréquence : 0,3 à 4 % des grossesses (Ducarme and Dochez, 2015).

–Âge gestationnel : pic vers la 9e SA, rare après 14e SA, possible au-delà la 20e SA (13 %).

37.1.2.2. Pronostic

L'HG n'a pas de grandes répercussions directes sur le fœtus, mais peut être une source de sérieuse détresse psychologique pour la mère. Ainsi, nous pouvons citer les perturbations du sommeil, fatigue, irritabilité, anxiété, dépression, bouleversement dans le fonctionnement quotidien, aussi bien au travail qu'à la maison.

37.2. Étiologies

–Grossesses gémellaires et multiples ;

–Grossesse molaire partielle ;

–Infection urinaire ;

–Contexte psycho-social préoccupant (conflits familiaux, séparation du conjoint).

37.3. Physiopathologie

–Phénomènes hormonaux : grossesse évolutive, avec implication de nombreux systèmes hormonaux (hCG et œstrogènes, hormones thyroïdiennes, corticoïdes).

–Phénomènes psychologiques : désadaptation affective face à la grossesse ou/et à l'entourage.

–Problèmes socioculturels : craintes, rejet de la grossesse. Ils concernent souvent de jeunes primigestes, très dépendantes de la propre mère, soumises à des conflits familiaux : conflit affectif avec le mari (absences fréquentes), avec la famille (dépendance), à la personnalité immature, infantile.

37.4. Diagnostic positif

37.4.1. Circonstance de découverte

–Femme enceinte, à 8-10 semaines ;
–Fatigue et vomissements.

37.4.2. Anamnèse

–Nausées, vomissements > 5 fois en 24 heures ;
–Souvent post prandiaux précoces, répétitifs.

37.4.3. Examens cliniques

–Perte pondérale de plus de 5 % ;
–Signes de déshydratation.

37.4.4. Biologie

- Hypokaliémie ;
- Cétonurie ;
- GOT/GPT.

37.5. Diagnostic différentiel

Vomissements gravidiques : *morning sickness* (nausées et vomissements modérés, fréquents liés à la grossesse : 85 %).

37.6. Traitement

37.6.1. Mesures générales

–Hospitalisation ;

–Arrêt dans un premier temps de l'alimentation per os.

37.6.2. Mesures médicamenteuses

37.6.2.1. Conduite pratique

–Antiémétiques : métoclopramide (Primperan 10 mg) 1 ampoule toutes les heures IVDL ;

–Complexes de vitamine B : 2 amp/8 h en perfusion ;

–Réhydratation parentérale. (SG10 % 500 cc+Nacl 1,5 g + Kcl 0,75 g + Gluconate de Calcium, 5 cc ; 2 par 24 h ; à alterner avec sérum mixte et sérum sale) : Total 3 000 cc/j ;

–Protection gastrique : anti-H2, Ranitidine (Azantac^{R}50), 1 amp IVDL/12 h.

37.6.2.2. Évolution

–Récidives au cours de la même grossesse ;

–Retard de croissance intra-utérine ;

–MFIU.

Les vomissements incoercibles pendant la grossesse sont une situation qui alerte, nécessitant une prise en charge intrahospitalière.

38.

Hypertension en grossesse

38.1. Généralités

38.1.1. Définition

« **Hypertension en grossesse** » se définit par la pression artérielle élevée pendant la grossesse par rapport aux valeurs acceptables. Ainsi, au-delà de 140/90 l'on parle d'hypertension artérielle.

L'hypertension en grossesse est dite gestationnelle quand elle survient à partir de 20 semaines d'aménorrhée. (Fox et Callander, 2020) ; (Lecarpentier et Haddad, 2020). L'Hypertension gestationnelle sévère peut se compliquer de l'éclampsie.

38.1.2. Rappel

La tension artérielle normale est en moyenne de 120/80.

38.1.3. Importance

Une fréquence de l'hypertension artérielle en grossesse est de 5,45 % à Yaoundé (Tebeu et al., 2011).

38.2. Classification

38.2.1. Classification générale

On distingue l'hypertension induite par la grossesse de l'hypertension chronique.

38.2.1.1. Hypertension induite par la grossesse

Encore appelée HTA gestationnelle, HTA induite par la grossesse est celle qui survient à partir de 20 semaines d'aménorrhée gravidique, pendant le travail et/ou dans les 48 heures après l'accouchement. L'on distingue deux entités d'hypertension artérielle gestationnelle pure :

–Hypertension sans protéinurie ni œdème/HTA gestationnelle ;

–Hypertension avec protéinurie/prééclampsie, qui peut être légère à modérée, ou sévère.

38.2.1.2. HTA chronique

L'HTA chronique est existante avant la grossesse ou découverte avant 20 semaines d'aménorrhée. Elle peut se compliquer de protéinurie : l'on parle de prééclampsie surajoutée.

38.2.2. Classification de l'OMS (2005)

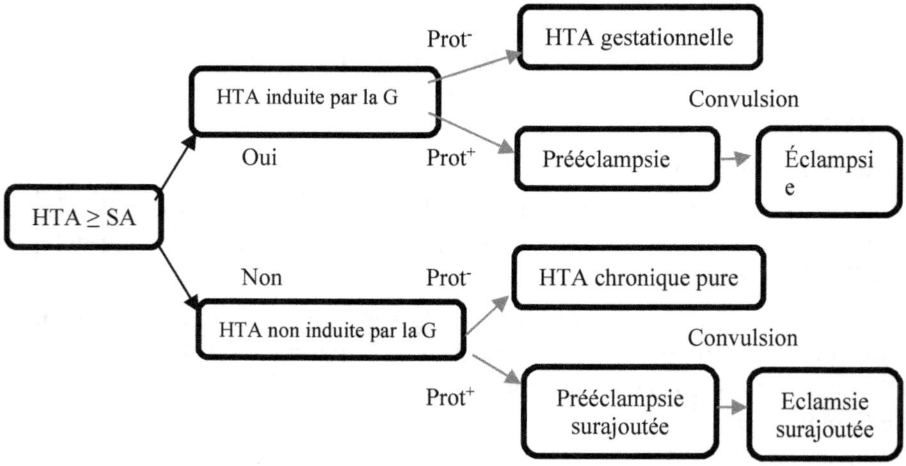

Figure 17. Classification le l'hypertension artérielle sur grossesse

38.3. CAT thérapeutique

38.3.1. Décision thérapeutique

Elle dépend de trois déterminants

–La sévérité ;

–Âge gestationnel ;

–Au cours ou en dehors du travail.

38.3.2. Mesures générales

–Repos ;

–Surveillance ;

38.3.3. Mesures pharmacologiques

–Antihypertenseurs

–Sulfate de Magnésium ;

–Corticoïdes ;

–Tocolytiques ;

–Ocytociques ;

38.3.4. Mesures obstétricales

–Accouchement par voie basse ;

–Césarienne.

38.4. Surveillance

Après traitement de l'HTA chronique, réévaluer le traitement antihypertenseur ;

–Contrôle médical tous les 15 jours ;

–Surveillance de la tension artérielle par une sage-femme à domicile 2 fois par semaine ;

–Évaluer la nécessité d'un arrêt de travail ;

–Hospitalisation en cas d'aggravation de l'HTA ou d'apparition de signes de prééclampsie ;

–Évaluation échographique dès 32 semaines avec croissance fœtale et Doppler ombilical et cérébral ;

–NST à chaque consultation.

L'hypertension gravidique est une situation obstétricale inquiétante, qui impose une prise en charge pluridisciplinaire.

39.

Prééclampsie

39.1. Généralités

39.1.1. Définition

Prééclampsie : augmentation de la pression diastolique avec ou sans augmentation de la tension artérielle systolique, accompagnée de la protéinurie, généralement après la 20e semaine de grossesse. (Cornelius & Wallace, 2020) ; (Jena *et al.*, 2020).

39.1.2. Pertinence

Diagnostic (clinico-biologique) ;

Pronostic (risque materno-fœtal).

La prééclampsie peut exposer aussi bien la maman que le bébé à de nombreux risques :

Risques encourus par la mère

–Éclampsie (convulsions, coma)

–Décollement du placenta et/ou

–Accouchement prématuré,

Risques encourus par le fœtus

Risque de complications néonatales, dues à la prématurité.

39.2. Diagnostic

1. Signes fonctionnels : céphalées, vertiges, grossesse ≥ 20 SA ;
2. Signes cliniques : TAD élevée, œdèmes membres inférieurs ;
3. Signes paracliniques :

–NFS (hémoconcentration ; Thrombocytopénie Hb, Ht, leucocytes) ;

–Élévation des transaminases (ASAT, ALAT) ;

–Protéines, urée, créatinine, urates ;

–LDH, bilirubine ;

–Mesure du spot urinaire :

- Rapport entre protéine (mg)/créatinine (mmol). Si ce rapport est sup à 30 = diagnostic de prééclampsie ;
- Mesure de la protéinurie de 24 h >300 mg/24h = diagnostic de prééclampsie.

4. Synthèse clinique : classification pronostique

Tableau 31. Synthèse clinique : classification pronostique

Signes	Prééclampsie	
	De légère à modérée	Sévère
TAD (mmHg)	[90-100[	≥ 110
Protéinurie (g/24h)	++, 0,3-3 g/24h	+++, ≥ 3 g/24 h
OMI	+/—	+/—
Oligurie	–	<400 ml/24h
Céphalées	–	+/—
Vision trouble	v	+/—
Douleur épigastrique	–	+/—
Douleur hypocondre droit	–	+/—

Source : https://www.revmed.ch/revue-medicale-suisse/2009/revue-medicale-suisse-216/hypertension-et-grossesse

5. Éclampsie imminente

–Céphalée (frontales > occipitales) ;

–Acouphènes ; nausées-vomissements ;

–Barre épigastralgie ; nervosité, irritabilité ;

–Hyperréflexive ; hématurie ; ictère, pétéchie.

Ce dernier symptôme peut entraîner des convulsions et/ou le coma (éclampsie).

39.3. CAT thérapeutique

Elle dépend de la sévérité de la prééclampsie.

39.3.1. Prééclampsie légère

–Traitement prophylactique ;

–Repos absolu (alitement) ;

–Sédation ;

–Surveillance.

La surveillance devrait se faire prioritairement en milieu hospitalier, mais reste possible à domicile, à la demande de la patiente.

39.3.2. Prééclampsie sévère

i. Nursing/soins

–Admission : repos absolu, prise des signes vitaux ;

–Débit urinaire horaire (sonde à demeure stérile) ;

–TA (hypotension) ;

–pouls (tachycardie) ;

–Respirations (18 à 20) ;

–Diurèse sup à 30 ml/h ;

–Monitoring du fœtus, car souffrance fœtale (SF) si chute de TA.

ii. Mesures pharmacologiques

1. Anticonvulsivants :

i. Sulfate de magnésium (Mgso4), dose de charge, 14 g (5 g/fesse, 4 g IVDL) ;

ii. Deux g en IVDL si convulsion au cours de la première heure

iii. À chaque injection IIM, ajouter 1 ml de Xylocaïne non adrénalinée à 2 % ;

iv. Arrêt sulfate de magnésium 24 h après l'accouchement/dernière convulsion.

La surveillance au sulfate de magnésium comporte

–Diurèse horaire (> 30 cc/h) : pose d'une sonde à demeure ;

–Respiration (> 16/min) ;

–Réflexe patellaire : à contrôler avant chaque administration de sulfate de magnésium (au moins 3 fois/j) ;

–En cas de disparition de réflexe, arrêt sulfate de magnésium ;

–Antidote : injecter lentement 20 ml de calcium 1 % par voie IV en cas d'intoxication ;

–Répéter toutes les heures jusqu'à la disparition de la dépression urinaire, respiratoire et neurologique. Toutefois, pas plus de 8 injections par jour.

39.4. Alternative au sulfate de magnésium : Diazépam (Valium)

–Diazépam 10 mg en IVDL ;

–En cas de récidive/persistance des convulsions : répéter la dose ;

–Ne pas dépasser 30 mg en 1 h, car risque de toxicité à type de dépression respiratoire maternelle ou 100 mg en 24 h.

–Dose d'entretien : 40 mg dans 500 cc de SS 9/1 000 ou Ringer à 10 gouttes/min.

39.4.1. Antihypertenseurs

Au bout d'une heure de traitement au sulfate de magnésium, si la TAD reste ≥ 110 mm Hg : administrer l'antihypertenseur.

–But : maintenir la TAD entre 90 100 mmHg ;

–Nicardipine (Loxen par voie veineuse) :

–Présentation : 1 mg/ml. Diluer dans 5 % de Glucose. Injecter 2,5 mg puis, après 10 minutes, répéter 2,5 mg, jusqu'à une dose cumulée de 10 mg. (Tableau ci-après)., ou,

Perfusion 8 à 15 mg/h pendant 30 minutes (si et seulement si TAD ≥110 mmHg).

39.4.2. Mesures obstétricales

39.4.2.1. Prééclampsie légère

–Repos, surveillance en environnement calme ;

–Maturation pulmonaire entre 28 et 33 SA ;

–PE légère : accoucher dès le terme de 37 semaines.

39.4.2.2. Prééclampsie sévère

Accoucher dans les 24 heures :

- Bon score de bishop : induction ;
- Mauvais score de bishop : césarienne.

39.4.2.3. Éclampsie : accoucher dans les 12 heures :

- Bon score de bishop : induction ;
- Mauvais score de bishop : alors césarienne.

39.4.2.4. SFA

–Césarienne d'urgence ;

–Accouchement par voie basse instrumentée si travail avancé.

Tableau 32. Médicaments antipréeclampsie

Familles	DCI	Risques
Sédatifs	Diazépam, inj/cp.	Hypotonie néonatale
Inhibiteurs calciques	Nifédipine 10 (1 x 3/j) Nicardipine 20 (1 x 2/J) Nicardipine inj (max : 100 mg/24 h)	Hypotension maternelle
Anti HTA d'action centrale	Alpha méthyl Dopa 500 mg cp (1x3/j)	
Anticonvulsivants	Sulfate de magnésium (14 g en charge) (5 g/fesse IM + 4 g ivdl) -4 g IM/4 h pendant 24 h	–Paralysie des muscles squelettiques (respiration, membres) –Intoxication urinaire
Anti-inflammatoires non stéroïdiens (AINS)	Bétaméthasone, 12 g/24 h, à répéter une fois	Risque infectieux en cas de RPM

Source : https://www.revmed.ch/revue-medicale-suisse/2009/revue-medicale-suisse-216/hypertension-et-grossesse

La prééclampsie peut exposer aussi bien la maman que le bébé à de graves risques. Une bonne évaluation, un diagnostic minutieux, et une prise en charge encadrée en annulent les complications.

40.

Syndrome HELLP

40.1. Généralités

Sigle de H (haemolysis), EL (Elevated Liver enzyme), LP (Low Platelet count). Entité nosologique caractérisée par des complications multiviscérales d'une prééclampsie avec atteinte sévère du foie et des éléments figurés du sang ; (Ghelfi *et al.*, 2020) ; (Collineta and Jourdain, 2007).

40.2. Diagnostic

40.2.1. Circonstance de découverte

–Patiente pré-éclamptique connue en tableau d'aggravation ;

–Tableau inaugural de prééclampsie avec des signes d'aggravation.

40.2.2. Signes fonctionnels

–Aucun n'est spécifique ;

–Douleurs épigastriques (90 %) ;

–Nausées et vomissements (50 %) ;

–Malaise dans les jours précédents (90 %).

40.2.3. Signes cliniques

–Élévation de la PA ;

–Ictère ;

–Hépatomégalie.

40.2.4. Signes paracliniques

–Thrombopénie en dessous de 100 g/l ;

–ASAT/ALAT sup à 3 déviations standard ;

–Bilirubine totale sup à 25 ɥmol/l ;

–Schizocyte sur le frottis sanguin ;

–Test de coagulation.

40.3. Complications

–Décollement placentaire ;

–Hémorragie cérébrale ;

–CIVD ;

–Cécité corticale ;

–Nécrose tubulaire aiguë ;

–Nécrose périportale ;

–Hématome sous-capsulaire du foie ;

–Rupture spontanée du foie.

40.4. CAT

1. Mesures générales : réanimation, corticothérapie ;
2. Mesures obstétricales : accouchement immédiat.

Le Syndrome HELLP est une situation obstétricale grave, dont les complications peuvent être évitées par une prise en charge appropriée de la prééclampsie.

41.

Prévention secondaire de la prééclampsie

41.1. Généralités

Définition

La prévention secondaire de la prééclampsie consiste à en prévenir la survenue chez une gestante qui en présente les facteurs de risque (Moujahid et al., 2007).

41.2. "Roll over Test" (test de Gant)

Tableau 33. Roll Over Test

Prise de la tension artérielle diastolique (TAD)	
Moment	Entre 28 et 32 semaines
Position 1 (P1)	Décubitus latéral gauche
Position 2 (P2)	Décubitus latéral droit
Nombre de prises	2 à 3 fois
Intervalles entre prises de TA	5 min
Interprétation	Variation TAD entre P1 et P2 > 20 mmHg : risque HTA en grossesse de 93 %.
Limites	28 semaines : bien tard

Source : https://medical-dictionary.thefreedictionary.com/rollover+test

41.3. Protocoles

–Aspirine : 75 à 150 mg de 12 à 32 semaines :

- 16 % réduction des complications ;
- 19 % de réduction du risque de PE ;
- Calcium supplémentation dès 20 semaines 1 000 à 1 500 mg/j ;

–Supplémentation des 13 semaines ;

- VITC 1 000 mg/j + ;
- VIT E 400 IU/j.

–Supplémentation en fruits et végétaux.

L'obstétricien devrait toujours envisager l'éventualité de la prévention secondaire en cas de prééclampsie, et prendre des mesures nécessaires à cet effet.

42.

Dépistage du diabète gestationnel

42.1. Généralités

42.1.1. Définition

Le diabète gestationnel est un trouble de tolérance glucidique, de sévérité variable, débutant ou diagnostiqué pour la première fois pendant la grossesse, quels qu'en soient le traitement et l'évolution dans le post-partum (Touzet et., 2002).

42.1.2. Fréquence

La fréquence du diabète gestationnel est de 3 à 6 % de grossesse (Gentilini et al., 1986).

42.2. Facteurs de risque du diabète gestationnel

Ils sont résumés par les critères d'O' Sullivan

Tableau 34. Critères d'O' Sullivan

Critères d'O' Sullivan
ATCD familiaux de diabète
ATCD personnels obstétricaux
–ATCD de gros fœtus –Masculin > 4 000 g –Féminin > 3 900 g
–ATCD Mort-né
–ATCD de fœtus malformé
–Prééclampsie sur au moins 2 grossesses
ATCD personnels médicaux
–Obésité
–Âge > 30 ans

Source : https://www.hasante.fr/upload/docs/application/pdf/diabete_gestationnel_rap.pdf

42.3. Méthodes de dépistage du diabète gestationnel

Le moment idéal pour le dépistage du diabète gestationnel se situe entre 24 et 28 semaines d'aménorrhée.

Il en existe généralement deux méthodes, dont la glycémique sans charge orale et après charge orale.

42.3.1. Méthode sans charge : glycémie veineuse à jeûne

La glycémie à jeun supporte un délai d'au moins 8 h de temps sans boire ou manger.

–Glycémie à jeun > 0,92 g/l (test positif et donc diabète gestationnel) ;

–Glycémie à jeun de 0,82 à 0,92 g/l (test suspect). Tout test suspect impose un test de surcharge.

42.3.2. Test de surcharge

La charge consiste en l'administration de 75 g de sucre dans 500 cc d'eau par voie orale, dénommée hyperglycémie provoquée par voie orale (HGPO)

Tableau 35. Interprétation du test de surcharge orale

Moment idoine	**Valeurs concluantes au diagnostic de diabète gestationnel**
0 heure (à jeun)	0,92 g/l
1 heure	1,80 g/l
2 heures	1,53 g/l

Source : http://campus.cerimes.fr/endocrinologie/enseignement/item17/site/html/2_6.html

42.3.3. Interprétation du test de surcharge orale

Le diagnostic de diabète gestationnel est retenu sur l'une des valeurs anormales ci-dessus évoquées.

Le diabète gestationnel est une situation critique, dont le dépistage est indispensable en vue d'une prise en charge adéquate.

43.

CAT en cas de diabète et grossesse

43.1. Généralités

Définition

Le diabète sur grossesse est une élévation anormale du taux de sucre sanguin au cours de la grossesse indépendamment de la temporalité de survenue par rapport à la grossesse.

Le diabète gestationnel ou diabète de grossesse ou diabète gravidique est une situation marquée par la glycémie anormalement élevée chez une gestante, alors qu'elle ne l'était pas antérieurement à la grossesse.

Le diabète gestationnel ne doit pas être confondu avec le diabète chronique, existant avant la grossesse.

43.2. Classification physiopathologique du diabète sur grossesse

L'OMS distingue deux types de diabètes sur grossesse

43.2.1. Diabète de type 1

Le diabète de type aussi appelé diabète insulinodépendant, à 90 % de cause auto-immune et irréversible. Il apparaît le plus souvent de manière brutale chez l'enfant ou chez le jeune adulte. La fréquence est de 2 à 10/1000 grossesses. Il représente moins de 10 % de tous les diabètes (https://fr.wikipedia.org/wiki/Diab%C3%A8te_de_type_1).

43.2.2. Diabète type 2

Découverte tardive, à l'âge adulte, parfois même pendant la grossesse. Le diabète de type 2, ou « diabète non insulinodépendant » (DNID) ou « diabète gras », et sa survenue repose sur le voilage, masque des récepteurs à l'insuline par les cellules adipeuses entraînant son utilisation inappropriée par l'organisme. Ce diabète, non insulinodépendant, est parfois insulino-traité. Il représente environ 90 % de tous les diabètes (https://www.vidal.fr/maladies/metabolisme-diabete/diabete-type-2.html).

43.2.3. Diabète gestationnel

Il s'agit d'un trouble de la tolérance au glucose inexistant avant la grossesse, il s'agit donc des gestantes chez qui le test de dépistage, avant la grossesse ou très tôt au début de la grossesse s'était révélé négatif. Sa fréquence est de 2 à 6 % des gestantes (https://www.vidal.fr/maladies/metabolisme-diabete/diabete-gestationnel html).

43.3. Prise en charge du diabète de la grossesse

43.3.1. CAT vis-à-vis de la mère

43.3.1.1. Pendant la grossesse

Buts : l'équilibrer la glycémie

–Glycémie à jeun < 0,92 g/l, ou ;

–Glycémie de 1 h post-prandiale < 1,4 g/l ;

–Glycémie à 2 h post-prandiale < 1,2 g/l.

Conduite pratique

✓ Pour tout diabète gestationnel

–Mesures non pharmacologiques (régime, activité physique) ;

–Mesures pharmacologiques selon la situation glycémique

Indications des antidiabétiques

i-Glycémie à jeun > 1,05 malgré les mesures non pharmacologiques au bout de 8 jours

ii-Glycémie à jeun > 1,3 g/l, ou glycémie 2 heures après repas > 1,2 g/l ; ou

Posologies des antidiabétiques.

i-Insuline : rapide aux 3 repas, augmenter les doses de 2 UI en 2UI ou de 4 en 4 UI.

ii-Metformine chlorhydrate (Glucophage^{R}) : 500 mg à 850 mg, 2 ou 3 fois par jour, au cours ou à la fin des repas.

Surveillance du traitement

✓ En cas d'insulinothérapie
- Glycémie avant chaque administration, jusqu'à trouver la dose appropriée, ensuite ;
- Glycémie toutes les semaines

✓ En cas de traitement au Glucophage
- Glycémie par semaine
- Tous les 2 jours (ajuster les doses jusqu'aux doses adéquates) ;

43.3.1.2. Accouchement sur diabète gestationnel

i-Plan d'accouchement

–La prolongation de la grossesse au-delà de 38 semaines ne présente pas d'avantage ;

–Envisager l'accouchement à 37 semaines, éventuellement par voie basse ou au trop tard à 38 semaines ;

–Dispositif pour l'accouchement par voie basse : bonne évolution clinico-biologique, bon plateau technique (accoucheur, obstétricien, néonatalogiste, partogramme) ;

–Procéder à la césarienne en cas de comorbidité (macrosomie, DCP).

43.3.1.3. Soins en post-partum et évolution

–Arrêt insuline ;

–Conseiller l'allaitement ;

–Glycémie à jeûne pendant 3 à 6 mois (risque de diabète Type 2) ;

–Exercice, 2 fois par semaine ;

–Maintenir l'Indice de Masse corporelle < 25 kg/m^2 de SC.

Dans la très grande majorité des cas, le diabète gestationnel disparaît après la grossesse, mais un risque plus élevé de développer un diabète de type 2 persiste.

43.3.2. CAT vis-à-vis du nouveau-né

- Alimentation dès la naissance (allaiter) ;
- Surveillance de la glycémie du nouveau-né ;

  –Glycémie à 1 h de vie, puis toutes les 2 h ;

  –Maintenir la glycémie > 0,4 g/l.
- Transfert en néonatalogie en cas d'hypoglycémie (≤ 0,4 g/l).

43.4. Prise en charge du diabète pré-gestationnel

Le diabète pré-gestationnel ou chronique est de type 1 et surtout de type 2 au regard de la fréquence. Sa prise en charge doit débuter avant la grossesse.

43.4.1. Prise en charge antérieure du diabète pré-gestationnel

–Informations sur les méthodes de contraception afin de permettre de choisir le moment de conception ;

–Bien équilibrer le diabète 2 à 3 mois avant la conception, pour éviter l'embryofœtopathie ;

–Objectif glycémique préprandial : 0,7 à 1,2 g/l ; HbA1c < 6,5 %.

43.4.2. Suivi de la grossesse sur diabète pré-gestationnel

L'équilibre glycémique essentiel quel que soit le type de diabète. L'évolution du diabète en grossesse dépend de la prise en charge.

En effet, l'hyperglycémie maternelle persistante entraîne une embryofœtopathie au premier trimestre.

Hyperglycémie maternelle entraîne hyperinsulinisme fœtal responsable de l'augmentation du poids fœtal (supérieur à 4000 g), responsable de la Disproportion fœto-pelvienne.

43.4.3. Accouchement sur diabétique pré-gestationnel

–Comme en cas de diabète gestationnel

43.5. CAT en post-partum de diabétique pré-gestationnel

–Planifier la conception ;

–Contre-indication à la grossesse, si néphropathie ou rétinopathie ;

–Contraception à adapter à chaque cas

i-Diabète Type 1 récent, femme jeune : contraceptifs oraux de combiné (COC) si absence d'autres risques ;

ii-Diabète Type 1 ancien (plus de 15 ans), diabète mal équilibré, âgée de plus de 40 ans : DIU (éviter COC) ;

iii-Diabète de type 2 : éviter COC ;

iv-Diabète de type 1 ou 2, associé au micro ou macro-angiopathie ou de facteur de risque (HTA, tabac, hyperlipidémie) : éviter tout contraceptif hormonal et envisager le DIU et/ou LBT.

43.6. PEC du nouveau-né de diabétique pré-gestationnel

Procéder comme pour le diabète gestationnel

Le diabète au cours de la grossesse impose une prise en charge pluridisciplinaire (diabétologue, diététicien, obstétricien). Cette prise en charge doit être pluridisciplinaire et prendre en compte le type de diabète et la temporalité par rapport à la grossesse.

44.

CAT en cas de cardiopathie sur grossesse

44.1. Généralités

44.1.1. Définition

La cardiopathie sur grossesse est une anomalie pathologique du cœur qui peut être congénitale, ou acquise retrouvée chez une femme enceinte.

44.1.2. Intérêt

Il est essentiellement pronostique, car risque de décompensation souvent des stades avancés comme la classe III, avec létalité de 38 %. La cardiopathie est la cause de 4-6 % de cas de mortalité maternelle (Faivre et al., 2009).

44.2. Diagnostic de la cardiopathie sur grossesse

44.2.1. Moment d'aggravation

La survenue de l'aggravation peut être à chacun des trois moments obstétricaux.

–Dernier trimestre de grossesse ;

–Pendant le travail ;

–En post-partum précoce ;

44.2.2. Signes de décompensation

–Baisse de l'habileté au travail domestique ;

–Dyspnée ;

–Hémoptysie ;

–Œdème ;

–Tachycardie ;

44.2.3. Critères diagnostiques de Burwell

–Souffles : diastolique ou systolique de grade 4/6 ;

–Cardiomégalie ;

–Arythmie sévère & fibrillation.

44.2.4. Classification pronostique de la New York Heart Association (NYHA).

Le pronostic de la grossesse en cas de cardiopathie dépend du degré de tolérance à la pathologie.

Ci-après, la classification de l'état cardiopathie selon le degré de tolérance tel qu'établi par NYAHA (Klein et al., 2019).

Tableau 36. Classification de la New York Heart Association

Classe	Signes en cas d'activité intense	Signe en cas d'activités ordinaires	Statut au repos
I	Aucun	Aucun	Normal
II	Discrets	Aucun	Normal
III	Marqués	Dyspnée	Normal
IV	Incapable de mener la moindre activité	Inconfort avec toute activité	Dyspnée légère

Source : https://www.revmed.ch/revue-medicale-suisse/2011/revue-medicale-suisse-314/cardiopathies-maternelles-et-grossesse-une-prise-en-charge-multidisciplinaire

44.3. CAT en cas de cardiopathie sur grossesse

44.3.1. Indications selon le pronostic

Tableau 37. Indications en fonction du pronostic

Classe	Statut aux activités ordinaires
I / II	–Avis favorable pour la grossesse ; –Repos ++ (10 h/nuit), 30 min après le repas ; –Éviter tout travail lourd ; –Régime peu salé ; –Éviter tout risque d'infection respiratoire.
III	–Grossesse déconseillée (contraception) ; –IVG/hospitalisation pendant toute la grossesse ; –Accouchement par voie basse instrumental.
IV	–Grossesse déconseillée ; –Traiter l'insuffisance cardiaque ; –Corriger la décompensation.

Source : https://www.revmed.ch/revue-medicale-suisse/2011/revue-medicale-suisse-314/cardiopathies-maternelles-et-grossesse-une-prise-en-charge-multidisciplinaire

44.3.2. CAT chez patientes nécessiteuses des anticoagulants pour longtemps

–Avant 4 mois : éviter les AVK, car tératogènes ;

-4 à 8 mois : administrer des AVK ;

–Après 8 mois, éviter les AVK, administrer l'Héparine, à interrompre dès le début du travail ;

–Après accouchement : reprendre l'Héparine ;

44.3.3. Conduite de l'accouchement sur cardiopathie

En ce qui concerne l'abord, voie basse privilégiée, sauf autres indications à la voie haute.

La cardiopathie pendant la grossesse est une situation critique pour la mère et pour le fœtus, qui impose une prise en charge encadrée.

45.

CAT en cas de grossesse sur drépanocytose

45.1. Généralités

45.1.1. Définition

Drépanocytose : affection génotypique caractérisée par l'apparition d'une hémoglobine S, se traduisant biologiquement et cliniquement par la falciformation des hématies et l'anémie hémolytique qui font appeler cette maladie « anémie falciforme » (Leborgne et al., 2000).

45.1.2. Pertinence

45.1.2.1. Droit légitime à la maternité

Toute femme devrait pouvoir jouir de son droit à la procréation, même dans des conditions compliquées. D'où la nécessité de trouver des solutions aux problèmes de complication de la grossesse, donc, la drépanocytose.

Fréquence (Gentilini et al., 1986) :

- o Traits drépanocytaires en général :
  - Près de 40 % de la population africaine présente des traits drépanocytaires (Afrique de l'Ouest et Afrique Centrale) ;
  - Aux USA (9 %) ;
  - Aux Antilles françaises (12 %) ;
- o Traits drépanocytaires en grossesse : 1 à 2 %.
- o Grossesse sur drépanocytose homozygote : 1,4 à 2,9/1000 selon les régions.
- o Une fréquence de 1/1 000 grossesses sur drépanocytose au CHU de Yaoundé (Nkwabong *et al.*, 2020b).

45.1.2.2. Maîtrise des facteurs favorisant les crises

–Hypoxie ;
–Déshydratation ;
–Hyperthermie/froid ;
–Effort physique ;
–Stress ;
–Intoxication alcoolique.

45.2. CAT diagnostique

45.2.1. Circonstances de découverte

–Le diagnostic de la drépanocytose est possible avant, pendant et après la grossesse.

–Diagnostic dans un contexte de crise sur grossesse :

- Crises anémiques ;
- Crises douloureuses ;
- Infections urinaires ;
- Infection pulmonaire ;
- Protéinurie ;
- Hypertension artérielle.

45.2.2. Anamnèse

ATCD de crises douloureuses, de transfusion sanguine à répétition

45.2.3. Examen physique

Ictère, HU petit par rapport à l'âge gestationnel

45.3. CAT thérapeutique

45.3.1. Principes : approche pluridisciplinaire

La prise en charge d'une grossesse sur drépanocytose requiert la contribution de nombreuses expertises, dont celles de :

–Sage-femme ;

–Obstétricien ;

–Hématologue ;

–Pédiatre ;

–Infectiologue ;

–Diététicien.

45.3.2. Prévention des complications

Pendant la grossesse (indication) :

–Administration de l'acide folique, 5 mg (Foldine, 1 cp. x 3/j) ;

–Surveillance Doppler de l'artère utérine (vélocimétrie utérine) et de l'artère cérébrale moyenne dès la 28e semaine ;

–Apport de fer sous réserve de la nature ferriprive prouvée d'une anémie ;

–transfusion sanguine prophylactique toutes les 2 à 4 semaines.

i. tous les mois, dès le début du 2e trimestre ;

ii. culot sanguin à 37°C de 500 cc du sang frais.

Proscription

–TFS complet trop froid ;

–Solutés hypertoniques ;

–Diurétiques ;

–Hyperglycémiants ;

–Bêta mimétiques.

45.3.3. Traitement des crises vaso-occlusives

Les médicaments habituellement utilisés pour améliorer la microcirculation sont contre-indiqués chez la femme enceinte, faute de données cliniques (alors) :

–Dihydro-ergotoxinemésilate (Hydergine) ;

–Pentoxifylline (Torental) ;

–Paracétamol (Nootropyl).

45.4. En cas de menace d'avortement/d'accouchement prématuré

45.4.1. Mesures non pharmacologiques

–Repos ;

–Oxygénation ;

–Hydratation ;

–Réchauffement.

45.4.2. Mesures pharmacologiques

Prescriptions

–Les Bêtamimétiques sont contre-indiqués adrénergiques par stagnation périphérique des hématies, réduisent l'oxygénation accroissant ainsi le risque de falciformation ;

–Inhibiteurs calciques pour maximum 48 h ;

–Indométacine pour maximum 48 h ;

–Myorelaxants comme le Spasfon à tout âge ou (Buscopan après le 1er trimestre) ;

–Antalgiques comme le Dafalgan sont des moyens médicaux usuels.

–Hydroxy progestérone capote injectable (progestérone retard) 500 mg IM/jour pour 3 jours, puis, 500 mg 2 fois par semaine, ensuite 500 mg par semaine ;

–Progestérone naturelle micronisée en cas de menace d'avortement ou en prévention d'avortements à répétition avant 12 semaines (Utrogestan) tant utilisée en cas de menace d'accouchement prématuré n'a pas été prouvée, en revanche des cholestases hépatiques ont été décrites.

–Les solutés hypertoniques sont déconseillés au regard du risque de déshydratation du globule rouge, facteur de falciformation.

45.5. En cas d'induction

45.5.1. Mesures contre-indiquées

Utéro toniques ;

Les ocytociques abaissent le flux sanguin placentaire déjà altéré sur un terrain habituel de micro-thromboses placentaires et de RCIU.

Césarienne systématique.

Le choix du mode d'accouchement obéit aux indications habituelles.

45.5.2. Mesures indiquées

–Envisager une induction mécanique sous couverture antibiotique, par une sonde urinaire appliquée intra-cervicale à ballonnet rempli de 20 à 50 CC d'eau stérile quand le fœtus est jugé viable avec moindre morbidité.

–Oxygénation, hydratation,

–Analgésique (péridurale) : bien que déconseillée à cause des effets vasodilatateurs périphériques, peut être utilisée sous surveillance, car proposée avec succès pour le traitement du syndrome thoracique rebelle aux antalgiques habituels.

45.5.3. Mesures particulières à dilatation complète

–Accouchement : voie basse instrumentale systématique (ventouse ou forceps) ;

–Position demi-assise ;

–Furosémide 40 mg IVDL à dilatation complète.

45.6. Mesures de contraception

–Privilégier le DIU pour la contraception temporaire, avec surveillance anti-infectieuse rigoureuse, au regard du risque d'endométrite puerpérale ;

–Privilégier la ligature tubaire bilatérale pour celles qui n'envisagent pas d'autres grossesses ;

–Les micropilules peuvent être conseillées.

La grossesse de drépanocytaire suggère une approche pluridisciplinaire, mieux encadrée.

46.

Grossesse et incompatibilité rhésus

46.1. Généralités

46.1.1. Définition

Situation caractérisée par la présence d'une femme enceinte dont le rhésus négatif (RHD —), alors que le partenaire rhésus+ (RHD +).

46.1.2. Épidémiologie

Dans la littérature la fréquence de grossesse sur rhésus négatif varie selon les régions, avec en Afrique : 4 à 8 % ; en Asie (1 à 3/1000) ; en régions nord-américaine et européenne (15 % à 17 %) (Costumbrado et al., 2017).

46.1.3. Pronostic

Le risque d'allo-immunisation Rhésus D pendant ou immédiatement après une première grossesse est d'environ 1 % ; risque réduit à 2/1000 en cas d'administration de 500 UI de sérum anti (https://www.cochrane.org/fr/CD000020/PREG_administration-danti-d-pendant-la-grossesse-pour-prevenir-lallo-immunisation-rhesus)

46.2. Dépistage de l'incompatibilité Rhésus

Avant la grossesse, ou au plus tard en début de grossesse, il faut vérifier le groupe sanguin des partenaires. Le dépistage est dit positif si la femme est Rhésus – et le partenaire Rhésus +. Ce qui impose une surveillance biologique spécifique de l'éventuelle grossesse.

46.3. PEC de la grossesse en cas d'incompatibilité Rhésus

46.3.1. Détection de l'immunisation maternelle

Au cours de la grossesse, vérification de l'immunisation maternelle chez les femmes (RHD—) par la recherche des anticorps irréguliers (Test qualitatif de Coomb indirect).

–Test de Coomb < 1/16 : risque mineur, continuer la surveillance (répéter le test à 24 SA, 32 SA, 36 SA) ;

–Test de Coomb ≥ 1/16 : risque élevé, faire le test quantitatif (dosage automatique).

46.3.2. Quantification des anticorps anti-D

–Si < 1 micg d'Anticorps/ml (risque mineur) : doser toutes les quatre semaines jusqu'à 32 semaines, ensuite tous les 15 jours jusqu'à l'accouchement.

–Si ≥ 1 micg/ml d'Anticorps (risque majeur) : accouchement (si possible, amniocentèse pour maturité pulmonaire et bilirubinémie).

46.3.3. Bilan du bien-être fœtal pour l'accouchement

- **Maturité pulmonaire** : rapport Lécithine/sphingomyéline si possible, poumons matures si L/S > 2 ;
- **Degré d'hémolyse** : Taux de Bilirubinémie exprimé en indice optique) et reporté sur le diagramme de Liley en ordonnée avec l'âge gestationnel en abscisse.
- **L'interprétation du degré d'hémolyse** se fait selon le diagramme et permettra d'évoquer l'atteinte légère, modérée et sévère.
- Dans tous les cas, maturation pulmonaire dès 28 semaines.

46.4. PEC de la naissance en cas d'incompatibilité Rhésus

46.4.1. Bases pour administration du Sérum Anti-D

- Vérification du groupe sanguin du nouveau-né de mère (RHD)
- Volume sanguin fœtal chez la mère (test de Keihauer et Betke).

46.4.2. Indications du sérum anti (SAT) — D après accouchement :

–Si mère rhésus négatif et père rhésus positif ;
–Si groupe sanguin de la mère compatible avec celui du fœtus ;
–La mère ne doit pas être immunisée (test de Coomb négatif) ;
–L'injection doit être administrée dans les 72 heures.

46.4.3. Présentation de l'Immunoglobuline humaine ANTI-D

Flacon : 1000 UI, soit 200 µ g/2 ml sol inj seringue préremplie à administrer par voie intramusculaire, voie intraveineuse ;

46.4.4. Protocole d'injection de Gammaglobuline anti-D

La dose du sérum doit être proportionnelle à la quantité de sang fœtal estimé dans la circulation maternelle ;

- Dose recommandée : 20 µg (100 UI) pour 2 ml de sang transfusé.
- Répartir la dose en plusieurs sites si volume > 5 ml chez l'adulte.
- En pratique, la dose classique administrée est de 500 UI, soit 100 mcg en IM ;
- Dans 98 % de cas, le volume, < 2,5 ml et 100 mcg de sérum anti-D est suffisant ;

46.5. Situations particulières d'administration du Sérum anti-D

–Après avortement ;
–Après mort fœtale ;

L'incompatibilité fœto-maternelle, bien que relativement rare, impose le dépistage précoce en vue de la prise en charge conséquente.

47.

Anémie sur grossesse

47.1. Généralités

47.1.1. Définition

L'anémie sur grossesse est un tableau physiopathologique marque par le Taux d'Hb < 10 g/100 ml chez une gestante, avec éventuellement des signes fonctionnels et physiques.

47.1.2. Fréquence

L'anémie est retrouvée dans 15 à 40 % de grossesses, dont 40 % en zone semi-urbaine du Cameroun (Tchente et al., 2016).

47.2. Épidémiologie

47.2.1. Classification

47.2.1.1. Anémie par déficit d'apport

- Substances nutritionnelles ;
- Fer ;
- Acide folique ;
- VITB12.

47.2.1.2. Anémie par insuffisance médullaire

- Déficit en érythropoïétine ;
- Intoxication ;

47.2.1.3. Anémie par destruction

- Parasitose ;
- Hémolyse.

47.2.1.4. Anémie par perte microscopique ou macroscopique

47.2.2. Facteurs de risque de l'anémie sur grossesse

–Drépanocytose ;

–Thalassémie ;

–Absence de CPN ;

–Saignement au cours de la grossesse ;

–Non prise de fer ;

–Absence de moustiquaire ;

–Pas de prophylaxie antipalustre.

47.3. Physiopathologie de l'anémie sur grossesse

–Mécanismes de baisse de l'hémoglobine ;

–Conséquences de baisse de l'hémoglobine.

47.4. Diagnostic

47.4.1. Interrogatoire

Combinaisons des symptômes de l'anémie et ceux de la grossesse. Asthénie, vertiges, bourdonnement, palpitations, gonflement des membres inférieurs, difficultés respiratoires. En ce rapport avec la grossesse, on note l'aménorrhée gravidique, pesanteur abdomino-pelvienne.

Les antécédents permettent de recherche des facteurs de risque

–Hématologiques (drépanocytose, thalassémie, saignement au cours de la grossesse) ;

–Absence de CPN recentrée ;

–Non prise de fer ;

–Absence de moustiquaire ;

–Absence de prophylaxie antipalustre

47.4.2. Signes physiques

- Pâleur cutanéo-muqueuse, ictère, Œdème des membres inférieurs ;
- Glossite isolée : elle est douloureuse constante dans l'anémie de Biermer, fréquente dans 28 % de cas d'anémie par carence en fer) ;
- Glossite avec ulcération : la langue peut devenir lisse et luisante et présenter de petites ulcérations douloureuses. Dans l'ensemble, la glossite sidéropénique est moins grave que l'anémie pernicieuse ou de Biermer ;
- Thorax : cœur avec un souffle pansystolique au moins 4/6, Hépatomégalie et splénomégalie.

47.4.2. Bilan paraclinique

–Pour la grossesse : échographie, BHCG ;

–Pour l'anémie : hémogramme.

Tableau 38. Hémogramme normal

NFS normale	Quantité
Hb	$\geq$ 10 g/dl
VGM	80-100 mic ^{3}
TGMHb	32 —36 %
Réticulocyte	40 000-120 000/mm^3

Source : http://www.cytologie-sanguine.com/html/sangnorme01.php

–Réticulocytes : normal (0,5 à 1,5 % de globule rouge, soit 25 000-75 000 éléments/mm3 (normal traduit le caractère régénératif de l'anémie).

Ferritine : Normal (15-50 mic g/l)

–Pour le diagnostic étiologique : électrophorèse de l'hémoglobine, coprologie, fer sérique (10 à 20 micmol/l), Ferritine (30 à 50 micg/ml), Bilirubine totale et conjuguée, hémiparasite, acide folique, test VIH.

47.4.3. Classification pronostique de l'anémie sur grossesse

Tableau 39. Classification pronostique de l'anémie en grossesse

Taux hémoglobine (g/dl)	Anémie
≥ 10 g/dl	Pas d'anémie
[8-10[	Anémie légère
[6-8[	Anémie modérée
< 6	Anémie sévère

Source : http://www.cytologie-sanguine.com/html/sangnorme01.php

[a] OAP : œdème aigu du poumon et insuffisance cardiaque associée.

47.4.4. Classification biologique de l'anémie sur grossesse

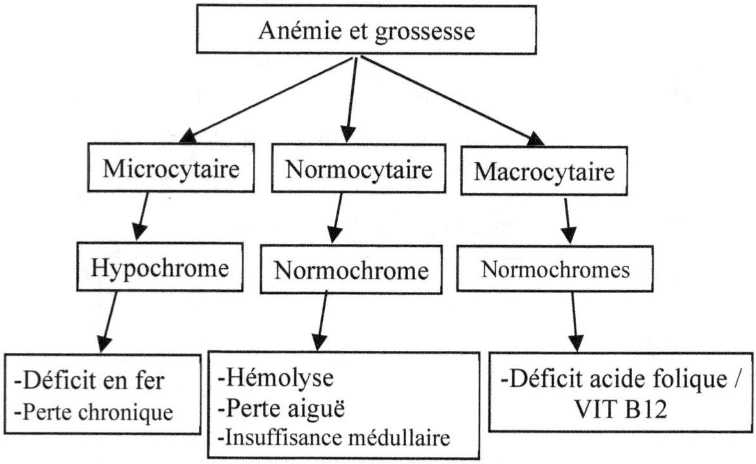

Cas particuliers d'anémie microcytaire :
-Thalassémie : fer sérique normal ou élevé
-Inflammation : fer sérique bas, ferritine normal (NFS, VS, CRP)

-A./ nutritionnelle / multi carencielle (déficit VIT-B12/Ac folique,
-Normocytaire hypochrome

Le caractère régénératif ou arégénératif est important pour savoir l'état du fonctionnement de la moelle osseuse

Figure 18. Diagnostic étiologique de l'anémie

47.5. CAT en d'anémie sur grossesse

47.5.1. Moyens

–TFS ;
–Antiparasitaires ;
–Fer.

47.5.2. Indications thérapeutiques

47.5.2.1. Déterminants des indications thérapeutiques

–Sévérité, étiologie,
–Tolérance, Bien-être fœtal ;
–Collaboration de la gestante ;
–Âge gestationnel.

47.5.2.2. Conduites pratiques

–Anémie décompensée : TFS (objectif, atteindre 10 g/dl) ;

–Anémie sévère tolérée : avant 36 semaines, fer injectable 3e trimestre, comprimé au 2e trimestre

–Anémie sévère tolérée : avant 36 SA, TFS si accouchement imminent ;

–Anémie modérée : 1er et 2e trimestres, fer ; 3e trimestre, réserver du sang ;

–Souffrance fœtale chronique sévère : accouchement, TFS ;

–Parasitoses digestives : Anti-helminthiase ;

–Traitement à la sortie : fer.

–Anémie modérée : fer comp ;

–SFA : accouchement par CS, TFS ;

-MAP : Tocolyse ;

–Toute anémie : traiter la cause.

–Traitement préventif

–Prévention primaire : éviter les facteurs de risque ;

–Prévention secondaire : CPN recentrée, dépistage et traitement de l'anémie asymptomatique, supplément en fer, TPI.

47.5.2.3. Administration du fer à la sortie

- Fumarate de fer (Fumafer 200 mg (66 mg de Fe élément), 2-3 cp/j ;
- Sulfate ferreux : Tardyferon 80 mg (256 mg de sulfate ferreux) de fer élément
- Sulfate ferreux + acide folique : Tardyferon B9 (sulfate ferreux 160 mg, soit 50 mg de fer élément) et 350 mcg acide folique (Acfol 5 mg, 1 cp/j).

L'anémie pendant la grossesse est une situation fréquente, grave, mais fort heureusement maîtrisable, grâce à une prise en charge appropriée.

SECTION XIV

PATHOLOGIES INFECTIEUSES EN OBSTÉTRIQUE

48.

Fièvre sur grossesse

48.1. Généralités

48.1.1. Définition

La fièvre est une élévation de la température corporelle en réponse à une réinitialisation hypothalamique de la température corporelle, le plus souvent élevée ≥ 38°5 C au creux axillaire au lieu de 37° 5, le plus souvent suite à une infection, ou tout processus inflammatoire.

(https://www.msdmanuals.com/fr/professional/maladies-infectieuses/biologie-des-maladies-infectieuses/fi%C3%A8vre). La fréquence de la fièvre sur grossesse est de 10-15 % des grossesses (https://www.medg.fr/fievre-grossesse/).

48.1.2. Rappels

✓ **Caractéristiques de la température corporelle**

–La température corporelle habituellement est à 37 °C ;

–À partir de 37,5 °C, on parle seulement de fébricule ;

–À partir de 38,5 °C, on parle de fièvre ;

–À partir de 40 °C, une fièvre doit être vraiment prise au sérieux ;

–Au-delà de 41 °C, on peut parler d'hyperthermie maligne (Girard et Dreyfus, 2008).

✓ **Température corporelle selon le site de prise**

–Prise orale : 37,2-37,8 °C ;
–Prise rectale : 37,8-38, 4 °C (soit une majoration de 0,6 °C).

✓ **Situation ambiante sur la température corporelle**

La température s'élève le soir (18 h-22 h), quand le climat est chaud ; et en phase lutéale de 1 °C, et baisse de 0,5 °C si l'effort.

48.2. Diagnostic étiologique

48.2.1. Paludisme

L'OMS distingue le paludisme simple et le paludisme grave. Tout cas de paludisme sur grossesse doit être considéré et traité de grave. Le paludisme simple est caractérisé : Arthralgie, céphalées ; vomissements ; asthénie ; pâleur ; splénomégalie.

Le paludisme grave associe des atteintes neurologiques et multiviscérales :

- Coma ;
- Ictère ;
- Œdème aigu du poumon ;

- Lèvre +++ ;
- Anémie sévère (< 6 g/dl) ;
- Insuffisance rénale ;
- Vomissements incoercibles.

48.2.2. Pyélonéphrite

–Signes généraux au premier plan : fièvre (38,5°-39 °C) ; frissons, tachycardie

–Céphalées, insomnies, signes digestifs (constipation, diarrhée, flatulence, haleine fétide, langue chargée), teint pâle, conjonctives peu colorées, anémie (surtout dans les cas à colibacilles) ;

–Signes fonctionnels et physiques de localisation urinaire :

- Absents ou discrets ;
- Parfois décelés à la rechercher des points douloureux lombaires ou urétéraux ;
- Oligurie : 500 à 600 ml/jour ;
- ECBU + ;
- NFS : leucocytose avec polynucléose granulocytaire ;
- Test urinaire au Nitrite +, au Leucocyte + ;
- ECBU : polynucléaires abondants, altérés, Escherichia coli intra et extra-cellulaires.

48.2.3. Amniotite

–Infection ovulaire : colonisation bactérienne de l'œuf, le plus souvent consécutif à :

- Une rupture prématurée des membranes ;
- Parfois rupture prématurée prolongée des membranes (RPPM) depuis plus de 6 heures.

–Signes fonctionnels :

- Fièvre ;
- Frisson ;
- Écoulement purulent par le vagin ;
- Douleurs abdominales ;
- Tachycardie fœtale ;
- Culture du liquide amniotique positive ;

–Signes paracliniques :

–NFS

–CRP contributifs.

48.2.4. Syndrome grippal

- Polyalgies ;
- Fièvre modérée moins de 39 °C ;

- Test de Diagnostic rapide du paludisme négatif ;
- ECBU négatif ;
- Pas de rupture prématurée des membres.

48.2.5. Appendicite

Inflammation, souvent aiguë, de l'appendice, particulièrement exposé en raison de sa richesse en tissu lymphoïde. Le tableau clinique associe plusieurs signes.

- Douleurs abdominales, particulièrement dans la fosse iliaque droite ;
- Vomissements ;
- Nausées.
- Signes physiques
- Douleur provoquée au point de Mac Burney ;
- Les TV et TR provoquent parfois une douleur pelvienne associée à la douleur de FID.

Pendant la grossesse l'utérus refoule l'appendice vers le haut et l'appendicite peut être confondue à une cholécystite ou une pyélonéphrite.

48.2.5. Autres étiologies

–Affections virales (hépatite virale, infection au VIH au stade de primo-infection ou au stade SIDA) ;

–Affections bactériennes (salmonellose, tuberculose, méningite) ;

–Causes inconnues.

48.3. CAT face à la fièvre sur grossesse

48.3.1. Mesures générales

–Réhydratation : boissons/perfusion 2 à 3 litres par jour jusqu'à la baisse de la fièvre ;

–Antipyrétique : paracétamol, 1 g toutes les 8 h en perfusion ou en injection jusqu'à ce que la température soit moins de 38,5 °C ;

–Métopimazine 10 mg IVDL jusqu'à l'arrêt des vomissements ;

–Réanimation : oxygénation 6 litres/min, TFS au besoin, SUAD.

48.3.2. Traitement obstétrical

–Hospitalisation ;

–Tocolyse

✓ Nifédipine cp. 20 mg ; répéter après 15 minutes (max 40 mg à la première heure) ;

✓ Surveiller la pression artérielle toutes les 15 minutes au cours des 60 premières minutes ;

✓ Continuer 3 à 8 comp/j en fonction de l'évolution jusqu'à l'arrêt des contractions ;

✓ Durée maximale de tocolyse : 72 heures.

–Induction du travail avec du misoprostol, 25 mcg toutes les 6 heures, jusqu'à obtenir les contractions utérines effectives, maximum dose cumulée de 200 mcg ou 1 cp pour une patiente ;

–Stimulation ou induction à l'ocytocine 5UI dans 500 cc de sérum glucosé, 5 %, début 10 gouttes/min, augmenter 10 gouttes/30 minutes jusqu'à obtenir des contractions utérines de bonne qualité.

–Attitude selon l'âge gestationnel

- < Semaines : maturation pulmonaire ;
- ≥ 34 et < 36 semaines : pas de maturation, mais tocolyse ;
- ≥ 36 semaines : pas de maturation, pas de tocolyse ;

–Soins néonataux essentiels :

- Soins du cordon ;
- Apgar ;
- Chaîne de chaud ;
- VIT-K1 ;
- Alimentation ;
- Vaccination.

48.3.3. Traitement étiologique

Se référer aux chapitres spécifiques.

–Paludisme ;

–Pyélonéphrite.

La fièvre pendant la grossesse, situation plutôt fréquente, pouvant engager le pronostic vital de la mère et du fœtus.

49.

PEC de toxoplasmose pendant la grossesse

49.1. Généralités

–Définition

La toxoplasmose est une parasitose due au Toxoplasma gondii dont l'hôte principal est le chat, mais qui peut infecter les humains si ce dernier ingère les œufs du parasite accidentellement.
(https://www.vidal.fr/maladies/systeme-nerveux/toxoplasmose.html)

–Fréquence

La fréquence de la toxoplasmose sur grossesse est de 2/1000
(https://www.reseau-naissance.fr/medias/2020/03/Toxoplasmose-et-grossesse.pdf)

–Intérêt

De nombreuses femmes sont immunisées en début de grossesse. Cette immunité naturelle acquise est durable (Kodjikian 2010).

49.2. Diagnostic de l'infection maternelle

49.2.1. Clinique

49.2.2. Paraclinique

Sérologie, interprétation et prise de décisions selon les résultats de IgM et IgG.

Tableau 40. Diagnostic de la toxoplasmose maternelle

IgM	IgG	État immunitaire
–	< 10 UI/ml	Absence d'immunité
	100-300 UI/ml	Infectée depuis au moins 12 mois
+	> 300 UI/ml	Transmission récente évolutive

Source : https://docplayer.fr/11500735-Diagnostic-et-prise-en-charge-de-la-toxoplasmo se-pendant-la-grossesse.html

49.3. Diagnostic de l'infection périnatale

49.3.1. Diagnostic anténatal

–Diagnostic prénatal par amniocentèse par *Polymerase Chain Reaction* (PCR) et échographie.

–L'amniocentèse pour PCR doit être réalisée après 18 semaines d'aménorrhée gravidique (et au moins 3 semaines après l'infection maternelle) ;

–Complications (signes échographiques de contamination fœtale) ;

–Hydrocéphalie ;

–Épaississement placentaire ;

–Hépatosplénomégalie ;

–Ascite ;

–Calcifications cérébrales, hépatiques et placentaires ;

–l'hyper-échogénicité digestive localisée.

49.3.2. Diagnostic néonatal

Tableau 41. Diagnostic de la toxoplasmose congénitale

IgM	IgG	Interprétation
–	< 10 UI/ml	Absence de toxoplasmose congénitale (quelle que soit la sérologie de la mère)
+	+	Toxoplasmose congénitale (IgM ne traverse pas le placenta)
–	+++	–Probable passage placentaire –Production fœtale probable (Redoser les IgG tous les 6 mois)[a]

[a]Augmentation (Toxoplasmose congénitale) ; Baisse (anticorps antipaludéen via placenta).

Source : https://docplayer.fr/11500735-Diagnostic-et-prise-en-charge-de-la-toxoplasmo se-pendant-la-grossesse.html

49.4. Traitement

49.4.1. Contre-indication

Principe : en cas de Toxoplasmose en fin de grossesse, ne pas envisager de provocation/mais une amniocentèse et un traitement.

49.4.2. Attitude en fonction du résultat (IgG et IgM) de la mère

En cas de séroconversion maternelle : Spiramycine (Rovamycine 3 MUI[R]) (3 comp/j = 9 millions d'UI dès le diagnostic de séroconversion et jusqu'au terme/la fin de la grossesse).

En cas de séronégativité : contrôle sérologique toutes les 8 semaines.

49.4.3. Attitude en fonction du résultat du test sur fœtus

–Si confirmation par PCR de l'infection fœtale, traitement combiné de trois médicaments :

- Spiramycine 3 MUI x 3/j ;
- Pyriméthamine (Daraprim^{R} 25 mg) 2 cp/j ;
- Sulfadiazine (Sulfadiazine 1 g) 3 g/j.

–Si intolérance au traitement : cures discontinues de 4 semaines de pyriméthamine-sulfadiazine, ensuite 8 semaines de spiramycine ;

–Surveillance de la NFS une fois par mois.

49.4.4. Traitement adjuvant

–Acide Folinique 15 mg/j (Lederfoline 15 mg et 25 g sécables), afin de prévenir l'anémie mégaloblastique causée par le traitement de Pyriméthamine-Sulfadiazine, tous deux inhibiteurs de la synthèse des folates.

49.5. Conseils aux patientes

–Ne manger que la viande bien cuite ou ayant été congelée à « -20 » degrés pendant 1 semaine ;

–En cas de contact avec de la viande crue, éviter le contact entre les doigts d'une part et les yeux/la bouche, d'autre part ;

–Bien laver les instruments ayant servi à couper la viande et se laver les mains après l'avoir manipulée ;

–Laver les fruits et légumes avant consommation ;

–Protéger la nourriture des mouches et autres insectes ;

–Éviter tout contact avec du matériel ayant pu être contaminé avec des matières fécales de chat ;

–En présence d'un chat, désinfecter la litière à eau bouillante ;

–Le nourrir avec des aliments en boîte plutôt qu'avec de la viande crue ;

–Porter des gants en cas de jardinage.

49.6. Pronostic de la Toxoplasmose sur grossesse

–Taux de séroconversion au cours de la toxoplasmose sur grossesse est d'environ 7/100 grossesses. En cas de toxoplasmose sur grossesse, 30 % des bébés sont infectés après contamination de la mère et la plupart ne présenteront aucune lésion (25 %). Le Taux de contamination fœtale variable en fonction du terme avec au Premier trimestre (15 %) ; au Second trimestre (25 %) ; et au troisième trimestre (60 %). (https://www.cerballiance.fr/fr/blog/grossesse/toxoplasmose-et-grossesse).

L’infection par la toxoplasmose est une situation dangereuse, surtout pour le fœtus. Un accent particulier devrait être mis sur la prévention, même si une bonne prise en charge prophylactique est porteuse d’espoir.

50.

CAT en cas de condylome sur grossesse

50.1. Généralités

50.1.1. Définition

Le condylome ou verrue génitale est une infection sexuellement transmissible due au papillomavirus humain non oncogène (HPV), HPV6, HPV11 *(Mergui et al. 1984)*.

50.1.2. Épidémiologie

–Formes condylomes acuminés chez la femme enceinte : 0,5 à 3 % ;

–Prévalence des formes latentes (pendant la grossesse : 28 % ; dans la population en général : 12 %).

–Cause de la forte prévalence en grossesse : prolifération des PVH et réactivation des formes latentes consécutive à la baisse de l'immunité cellulaire induite par la grossesse.

–Formes cliniques : il existe des formes infracliniques et des formes condylomateuses.

50.2. Diagnostic

50.2.1. Découverte fortuite

Lors d'un frottis cervico-vaginal ou en présence de lésions acuminées

50.2.2. Anamnèse

–Notion de récidive ;

–Peuvent apparaître pour la première fois au cours de la grossesse.

50.2.3. Examen clinique

–Les lésions condylomateuses florides siègent préférentiellement sur le revêtement cutané ano-génital et sur la muqueuse vulvaire ou vaginale ;

–Tendance à la prolifération, favorisée par la diminution de l'immunité cellulaire et l'augmentation de la vascularisation ;

–Risque : surinfection et hémorragies.

50.2.4. Examen paraclinique

–ADN des HPV 6 et HPV 11 dans ces lésions papillomateuses respiratoires ;

–ADN de HPV 6 et HPV 11 a été démontré/retrouvé chez des nouveau-nés dans le produit d'aspiration nasopharyngée effectuée à la naissance : 31 %.

50.2.5. Évolution

–Condylomes acuminés de la femme enceinte avec tendance à l'extension et à la résistance au traitement.

–Après l'accouchement :

- Restauration des défenses immunitaires ;
- Régression parfois spontanément ; et
- disparition dans les suites de couches ;
- Persistance sous une forme infraclinique, susceptible d'évoluer vers la lésion cervicale intra-épithéliale (CIN 1).

50.3. Risques périnataux et chez l'enfant

50.3.1. Risque lors de l'accouchement

–Risque de Transmission mère/enfant du HPV ;

–Risque de développement de lésions cliniques chez l'enfant ; (surtout en cas de lésions condylomateuses acuminées et florides)

50.3.2. Au cours des cinq premières années de vie

Cette affection apparaît le plus souvent avant 5 ans :

–Tropisme ;

–L'épithélium respiratoire, site privilégié de HPV chez le fœtus/N-N ;

–Localisations ano-génitales (possibles) ;

–Macroscopie :

–Formes florides ;

–Formes inapparentes ou latentes ;

–Papillomatose respiratoire récidivante (forme laryngée) ;

–Formes buccales, nasopharyngées, trachéales, et bronchiques possibles.

50.4. CAT en cas de condylome sur grossesse

50.4.1. Accouchement

–Risque de transmission mère-enfant : traiter les condylomes acuminés chez la femme enceinte (pas nécessairement une indication pour une césarienne prophylactique systématique) ;

–Exceptionnellement : envahissement du vagin, de la vulve et du périnée (obstacle mécanique à l'accouchement par voie vaginale).

50.4.2. Traitement médical

–Lésions infracliniques ;
–Risque évolutif : non majoré au cours de la grossesse ;
–Aucun traitement ;
–Réévaluer à 2 mois après accouchement ;

50.4.3. Traitement des lésions exophytiques

–traiter indépendamment de l'âge de la grossesse ;
–Condyline[R] 0,5 % (Podophyllotoxine) : solution pour application locale Flacon (avec 30 applicateurs) de 3,5 ml ;
–Appliquer avec précaution sur le condylome avec l'applicateur contenu dans le conditionnement et laisser sécher. Se débarrasser de l'applicateur utilisé ;
–Éviter le moindre contact entre la préparation et la peau saine ;
–Appliquer deux fois par jour pendant 3 jours consécutifs ;
–Répéter chaque semaine pendant un maximum de 5 semaines successives.

–Changer d'applicateur après chaque utilisation :
–En cas de lésions condylomateuses d'une surface lésionnelle de moins de 5 à 6 cm^2 ;
–Acide trichloracétique à 50 ou 80 % ;
–Appliquer avec le coton-tige ;
–Taux de guérison après une application unique : 20 à 30 % ;
–Administration répétée avec intervalle d'une semaine ;
–En cas de condylomatose ano-génitale floride : résection de tous les sites sous rachianesthésie ;
–Récidives : rares (< 10 %), dans 2 à 8 semaines après le traitement.

Le condylome est une situation fréquente, qui pose un double problème : transmission mère/enfant et récidive. Il impose une prise en charge spécifique.

51.

PEC de l'herpès sur grossesse

51.1. Généralités

51.1.1. Définition

L'herpès sur grossesse est une infection sexuellement transmissible chronique due à un virus appelé Herpès Simplex Virus, qui est diagnostique chez une femme enceinte (Braig et al. 2002).

51.1.2. Causes

Il existe 8 types d'herpès virus, dont 2 types constitués des herpès simplex (HSV, de type 1, oropharyngé et de type 2 génital). (https://gynerisq.fr/wp-content/uploads/2018/12/2017_-RPC-CNGOF_herpes-grossesse.pdf).

51.2. Épidémiologie

51.2.1. Fréquence

–Infection asymptomatique : 0,4 % dans la population générale ;

–Chez les patientes avec antécédents : 1 à 2 % ;

-60 % des primo-infections sont asymptomatiques.

51.2.2. Risque de séroconversion pendant la grossesse (2 à 3 %)

-30 % au 1er trimestre et 30 % au 2e trimestre ;

-40 % au 3e trimestre.

51.2.3. Séroprévalence (chez les femmes enceintes)

Elle dépend du milieu socio-économique :

–HSV1 : 30 à 40 % ;

–HSV2 : 25 à 40 %.

Le risque de récurrence ;

-35 à 60 % pour HSV 2 ;

-35 % pour HSV1.

51.3. Transmission verticale l'herpès

51.3.1. Risque de transmission mère-enfant

–Herpès congénital ;

- Très rare (transmission transplacentaire) avec embryo-fœtopathie grave ; et
- Risque d'embryo-fœtopathie :

-30 à 50 % en cas de primo-infection ;

-1 à 3 % en cas de récurrence.

51.3.2. Clinique de l'herpès congénital

–Malformations congénitales : microcéphalie ;

–Calcifications, lésions cutanées ;

51.3.3. Clinique de l'herpès néonatal

–Moment de transmission : 95 % des cas lors de l'accouchement ;

–Incidence de 1 à 5 % de naissances vivantes ;

–Risque de mortalité et de séquelles graves de 60 % (Système nerveux central, oculaires, cutanées).

51.4. Diagnostic

Le diagnostic de l'herpès consiste essentiellement en un dépistage des patientes à risque pendant les CPN, accès sur :

–Antécédents chez la patiente et/ou le partenaire ;

–Examen vulvaire en début de travail chez toute parturiente ;

–Culture virale en cas de lésions cliniques ;

–La culture virale est la technique standard (grattage de la lésion, milieu spécifique, mais résultat en 48 heures) ;

–L'immunodiagnostic par immunofluorescence avec excellente sensibilité et spécificité, mais dépendant de la qualité du prélèvement : lésion récente non érodée dont il faut décapiter la vésicule, gratter le fond et étaler sur lame. Transport immédiat au laboratoire de dermatologie avec résultat dans les 30 minutes.

En dehors des heures ouvrables : fixation de la lame pendant 10 minutes à l'acétone 4 degrés et transport dès que possible au labo de dermatologie.

51.5. CAT face à l'herpès sur grossesse

51.5.1. En cas de primo-infection maternelle

Traitement possible par :

–Acyclovir (Zovirax 200^{R}), 1 comp. x 5/jour ;

–Valacyclovir (Zelitrex 500 mg^{R}) 1 comp. x 2/j pdt 5 jours.

51.5.2. Mode d'accouchement

✓ **Accouchement par césarienne**

–Primo-infection dans le mois précédent ;

–Récurrence dans les 7 jours précédents ;

–Lésion clinique en début de travail ;

–RPM < 6 heures.

✓ **Accouchement par voie basse**

Dans les autres cas avec désinfection vulvo-vaginale à l'iode, isolement des lésions à distance de la vulve, pas de monitoring par capteur interne du nouveau-né.

51.5.3. Traitement préventif

–Dès 36 SA en cas de primo-infection ou récurrence durant la grossesse.

–Risque d'exposition : attention à la contamination par le personnel soignant avec herpès labial actif.

L'herpès sur grossesse, situation plutôt fréquente, avec possibilité de graves répercussions sur le nouveau-né, impose une attention particulière.

52.

PEC de l'hépatite virale B (HVB) sur grossesse

52.1. Généralités

52.1.1. Définition

Une hépatite virale est une inflammation du foie causée par des virus provoquant une infection ciblée du foie. Ces virus, désignés par les lettres A, B, C, D, et E, diffèrent par leur agressivité et leur mode de transmission (féco-orale pour les virus A et E ; parentérale pour les virus B et C). L'entité B est la plus courante au cours de la grossesse et se traduit par la présence des Ag HBS chez la gestante (Bacq 2008).

52.1.2. Fréquence

–Zones de haute endémicité (8 à 20 % de forme chronique dans la population) ;

–Cameroun (10 %) (*Njoya et al. 2013*).

52.2.3. Mode de contamination

–Sang ;

–Sécrétions génitales ;

–Salive ;

–Lait maternel ;

52.2.4. Moment de transmission

Essentiellement périnatale

–Risque de TME ;

–En général : 25 à 50 % ;

–Si AgHBe+ : 70 à 90 % ;

–Moment obstétrical de transmission mère-enfant ;

- Transplacentaire : faible (3 à 10 %) ;
- Accouchement et post-partum : 90 % ;
- Allaitement : très faible ;

–Impact du césar la maladie sur la TME ;

- Hépatite aiguë ;
- 3e trimestre, TME : 60 %.

–Évolution de la maladie :

- Si TME : 90 % évoluent vers la chronicité ;
- Si transmission à l'âge adulte, 10 % seulement évoluent vers la chronicité.

52.3. Diagnostic

52.3.1. Circonstance de découverte

- Sérologie maternelle lors de la CPN ;
- Patiente connue de HVB chronique ;
- Dépistage en salle d'accouchement ;
- Interrogatoire de la mère en pédiatrie ;
- Vérification du carnet de CPN en pédiatrie.

52.3.2. Clinique

- Forme aiguë fruste : asthénie, anorexie, fièvre et ictère.
- Forme fulminante : disque de décès en l'absence de traitement adéquat ;
- Forme chronique : asymptomatique, persistance de l'Ag-Hbs au bout de 6 mois, Anti-HBc +, susceptible d'évoluer vers une cirrhose hépatique ou un cancer du foie.

52.3.3. Bilan

- Dépistage par AgHBs de l'HVB en CPN et en post-partum précoce ;
- Marqueur d'évolutivité ;
- Bilan des complications : ASAT, ALAT.

52.4. Synthèse de l'évolutivité

Tableau 42. Formes évolutives de l'HVB et risque de contagiosité

Phase d'infection	AgHBs	IgG AntiHBc	IgM AntiHBc	AntiHBs	AgHBe	Contagiosité
Incubation	+	–	–	–	–	+
Récente (aiguë)	+	+	+	–	+	+++
Chronique	+	+	–	–	+	+/+++
Récente (convalescence)	–	+	+	–	–	+/—
Ancienne (guérison)	–	+	–	+	–	–
Immunité postvaccinale	–	–	–	+	–	–

Source : http://www.chups.jussieu.fr/polys/viro/oldpoly/POLY.Chp.5.5.4.html

52.5. CAT à l'égard de la mère Ag HBS négative

Toute femme enceinte Ag HBS négative doit être vaccinée.

52.6. CAT à l'égard de la mère AHBs positive

Deux éventualités.

52.6.1. Déjà traitée avant la grossesse

–Poursuite du traitement antiviral ;

–Éventuelle réadaptation du protocole (Lamivudine ou Ténofovir) ;

–Si maladie sévère découverte durant la grossesse (rare) : traitement de longue durée.

52.6.2. Gestante pas encore traitée

i. Charge virale B élevée (> 6 log10 copies/ml, soit > 200 000 UI/ml) ;

ii. Début des ARV à 28 à 32 SA, poursuivre jusqu'à 1 mois après l'accouchement.

52.7. Prescription du traitement ARV pour HVB

52.7.1. Médicaments

Ténofovir (VIREAD^{R}) 245 mg, 1 comp./j avec de la nourriture.

52.7.2. Indications des ARV pour HVB

–PTME seulement (charge virale > 200 000 UI/ml) ;

–Maladie maternelle évolutive (gastro-entérologie).

52.8. CAT à l'égard du nouveau-né

Elle consiste essentiellement à la sérovaccination.

52.8.1. Conditions de réalisation

–Systématique chez nouveau-né de mère AgHBS+ ;

–Le plus tôt possible (dans les 1es 72 h de vie) ;

–Voies : les 2 en IM, mais sur 2 sites différents ;

–Allaitement maternel autorisé ;

–En cas de prématurité : doubler la dose de sérum et de vaccin.

52.8.2. Traitement du nouveau-né

–Sérothérapie par Gammaglobulines spécifiques anti-HVB ;

- Posologie : 30 UI/kg (flacon de 100 UI) IM en une dose unique ;
- Doubler la dose pour prématurés.

–Vaccination

- 20 µg/0,5 ml d'Ag HBs IM ; [Engerix **B** ™ (GSK) 20 µg/0,5 **ml] ;**
- Schéma à 3 injections : naissance, 1 mois, entre 6 et 12 mois.

52.8.3. Résultats de la sérovaccination

–Efficacité de 90 % ;

–Efficacité de 75 % si vaccin seul ;

–Facteurs d'échec : charge virale de la mère, Ag HBe +, travail prolongé, vaccination incomplète.

52.9. Autres formes d'hépatite virale

Hépatite A

Contamination féco-orale, isolement entérique, TME nulle. Pas de portage chronique. Si contagieux, envisager des immunoglobulines spécifiques.

Hépatite C :

Asymptomatique dans 75 %, responsable de 5 % des hépatites aiguës, mais de 50 % des hépatites chroniques ;

–Contamination : parentérale (toxico et transfusion), sexuelle (risque faible) ;

–TME : rare si VIH^{-}, 10 à 15 % si VIH^{+} ; 60 % si forme aiguë au 3e trimestre) ;

–Bilan : Anti-HVC ; (AgHVC non dosable) ;

–Dépistage chez les populations à risque ;

–Allaitement : pas contre-indiqué.

52.9.1. Hépatite delta

Présente uniquement en présence de virus HB.

–Forme aiguë ($AgHD^{+}$) ; forme ancienne (Ac HD^{+}) ;

–Conduite à tenir et contamination : idem B.

52.9.2. Hépatite E

–Contamination : féco-orale,

–Diagnostic : par exclusion des autres hépatites (pas de test).

L'hépatite virale en grossesse présente un risque obstétrical et nécessite une prise en charge préventive appropriée.

53.

PEC du VIH sur grossesse

53.1. Généralités

53.1.1. Définition

Le virus de l'immunodéficience (VIH) est une infection sexuellement transmissible qui s'attaque aux cellules du système immunitaire, en particulier aux lymphocytes CD4. Cette infection peut être contemporaine à la grossesse ou survenir avant la grossesse. On en distingue trois génotypes (VIH1, 2, 0). (https://preventionsida.org/fr/vih/le-vih-cest-quoi/).

53.1.2. Fréquence

Selon l'ONUSIDA, au niveau mondial, la prévalence médiane du VIH parmi la population adulte (âgée de 15 à 49 ans) était de 0,7 %. Toutefois, la prévalence médiane était plus élevée parmi les populations clés avec, 2,5 % chez les travailleurs du sexe, 7,5 % chez les homosexuels et les autres hommes ayant des rapports sexuels avec des hommes, 5,0 % chez les personnes qui s'injectent des drogues, 10,3 % chez les personnes transgenres et 1,4 % parmi les personnes incarcérées (https://www.unaids.org/fr/resources/fact-sheet).

Prévalence de l'infection par le VIH au Cameroun : 2,7 % dans la population générale de 15 à 49 ans (EDS 2018) ; plus élevée chez les femmes (3,4 % vs 1,9 %) (*INS et ICF 2019*).

Prévalence de l'infection au VIH chez la femme enceinte : 5,6 % en 2011 (*INS et ICF 2011*).

53.1.3. Pronostic de l'infection au VIH sur grossesse

–Risques de TME : 25 à 45 % (en absence de prise en charge adéquate).

–Pronostic : responsable d'une baisse importante de l'immunité de l'organisme, le rendant vulnérable face aux infections dites opportunistes.

–Méconnaissance des mesures PTME dans 58,1 %, et bonne maîtrise/pratique par 22,9 % des professionnels de santé au Cameroun (Nkwabong *et al.*, 2018).

53.2. Circonstances de diagnostic du VIH sur grossesse

Le diagnostic du VIH sur grossesse peut être en CPN ; en salle d'accouchement ; en post-partum précoce ou en consultation pédiatrique. Le dépistage se fait au test rapide.

53.3. Classification clinique du VIH sur grossesse

Fonction du stade clinique de l'infection : classification OMS (https://medicalcul.free.fr/omssida.html)

53.3.1. Stade clinique 1

Patient asymptomatique, adénopathies persistantes généralisées

Degré d'activité 1 : patient asymptomatique, activité normale

53.3.2. Stade clinique 2

- Perte de poids < 10 % du poids corporel
- Manifestations cutanéo-muqueuses mineures ;
- Activité normale.

53.3.3. Stade clinique 3

- Perte de poids ≥ 10 % du poids corporel ;
- Diarrhée chronique inexpliquée pendant plus d'un mois ;
- Fièvre prolongée inexpliquée ;
- Lésions cutanéo-muqueuses et respiratoires ;
- Activité limitée, patiente alitée moins de la moitié de la journée pendant le dernier mois.

53.3.4. Stade clinique 4

Syndrome cachectisant du VIH.

Infections opportunistes, pathologies tumorales (lymphome, sarcome de Kaposi), encéphalopathie à VIH.

Activité très limitée, patient alité plus de la moitié de la journée pendant le dernier mois.

53.4. Classification biologique

Elle est basée sur le dosage du CD4 et celui de la charge virale,

53.4.1. Dosage CD4

Si le nombre de cellules CD4+ de la patiente est en dessous de 200, son immunité est gravement compromise, ce qui la rend plus vulnérable aux infections. Une personne présentant un taux de CD4+ inférieur à 200 est décrite comme ayant le sida (syndrome d'immunodéficience acquise) (https://medicalcul.free.fr/omssida.html). Mais, son dosage ne doit pas retarder le traitement.

Ci-après la classification biologique CDC du VIH en fonction du taux de CD4 qui a été modifié et considérant tout taux de CD4 de moins de 500/ml comme déficitaire.

Tableau 43. Stade biologique d'évolutivité de l'infection au VIH

Stade biologique	Statut immunitaire	Taux de CD4/ml
A	Pas de déficit	> 350
B	Déficit modéré	[200-350]
C	Déficit sévère	< 200

Source : https://www.cdc.gov/mmwr/preview/mmwrhtml/00018871.htm

53.4.2. Dosage de charge virale

Le dosage de la charge virale (ne devrait pas retarder le traitement).

- Seuil de détection : 50 copies/ml ;
- Charge virale élevée : plus de 10 000 copies/ml.

53.5. PEC par mesure de PTME

53.5.1. Pendant la grossesse (indépendamment du statut CD4)

- Suivi prénatal recentré ;
- Éviter les manœuvres agressives (amnioscopie, amniocentèse, version par manœuvre externe) ;
- Traitement ARV selon l'option B+.

Option B+, qui consiste à fournir un traitement antirétroviral à vie, quel que soit leur taux de CD4 ou leur stade clinique. (https://gnpplus.net/resource/option-b-understanding-the-perspective-of-women-living-with-hiv/).

53.5.2. Protocole de traitement ARV en première ligne

Tableau 44. Combinaison des ARV pour première ligne

FAMILLE	Médicaments pour PTME VIH en première ligne			
	INTTI	INTI	II	INNT
	Inhibiteur nucléotidique	Inhibiteur nucléosidique	Inhibiteur de l'intégrase	Inhibiteur non nucléosidique
Sigle et DCI	TDF (Ténofovir)	3 TC (Lamivudine)	DTG (Dolutégravir)	EFV (Efavirinz)
1er Choix (INtTI+INTI+II)	+	+	+	–
2e Choix (INtTI+INTI+INNT)	+	+	–	+

Source : https://vih.org/20090603/les-recommandations-de-mise-sous-traitement-arv-en-afrique/

53.5.3. Protocole de traitement ARV après échec de première ligne

Tableau 45. Combinaison des ARV de 2e et 3e ligne

	Médicaments pour PTME VIH en 2e et 3e lignes			
Famille	II	PINTI	IP	INNT
	Inhibiteur de l'intégrase	Inhibiteur nucléosidique	Inhibiteur de protéase	Inhibiteur non nucléosidique
Sigle et DCI	DTG (Dolutégravir)	3 TC (Lamivudine)	ATV (Atazanavirr) LPV (Lopinavir)	EFV (Efavirinz)
2e ligne (IP+2INNT)	–	–	1+ (ATV/LPV)	2
3e ligne (II+INNTI+IP)	1	1–2 — INNTI	1+DRV (Darunavir)	–

Source : P. M. Tebeu

1 : DTG seulement après 8 semaines de grossesse

[à] **Génotypage recommandé pour optimiser le traitement ARV**

53.6. Pendant l'accouchement

–Éviter la RAM ;

–Décontaminer le cordon avant section ;

–Ne pas traire le cordon ;

–Décontaminer le placenta dans les suites de couches ;

–Éviter les manœuvres traumatisantes (épisiotomies) ;

–Mode d'accouchement : césarienne, en situation de :

- Contre-indications classiques à la voie basse (utérus cicatriciel, suspicion de DCP) ;
- Charge virale > 10 000 copies/ml ou CD4 < 350/ml ;
- Comorbidité ;
- Trithérapie ARV de moins de 4 semaines.

53.7. CAT après naissance/accouchement

53.7.1. Soins à prodiguer au nouveau-né

–Le laver (le NN) à la chlorhexidine ;

–Soins essentiels ;

–Névirapine sirop, 2 mg/kg par jour en une dose (NVP 10 mg/ml suspension orale, boîte de 25 ml avec dispensateur oral), pendant 6 semaines, quel que soit le mode d'alimentation choisi (nouveau-né).

–Dose en fonction du poids :

- 2 000-2 499 g (10 mg =1 ml) ;
- ≥ 2 500 g (15 mg = 1,5 ml) ;
- 6 semaines à 6 mois (20 mg = 2 ml/j) ;
- À partir de 6 mois : calculer (2 mg/kg/j).

o Névirapine pendant 12 semaines si la mère a eu moins de 4 semaines de trithérapie ;

o Alimentation du nouveau-né :

✓ Soit allaitement maternel, soit allaitement artificiel ;

✓ Allaitement mixte contre-indiqué.

53.7.2. Soins à prodiguer à la mère

o En cas d'allaitement de substitution, inhiber la montée laiteuse : 2 comprimés de Dostinex (Cabergoline 0,5 mg) ;

o Surveillance +++, car risque élevé d'infection ;

o T A, T°, lochies, involution utérine, mollets ;

o Bilan maternel tous les 6 mois ;

o Prise en charge par ARV ;

o Counseling.

53.8. Prévention des infections opportunistes

–CD4 < 350 : Triméthoprime sulfaméthoxazole : 480 mg : (2 cp/j) pour au moins 6 mois ;

–CD4 < 100 : Fluconazole, 100 mg (1 cp/j), pendant 6 mois au moins, arrêter si CD4 > 500/ml.

La gravité de l'infection au VIH et le risque de TME imposent en consultations prénatales d'adopter des mesures pour réduire cette transmission.

54.

Paludisme sur grossesse

54.1. Généralités

54.1.1. Définition

Le paludisme est une endémie parasitaire majeure due à un hématozoaire du genre, plasmodium, transmis par un moustique, l'anophèle femelle (*Gentilini & Duflo, 1986*) ; (*Bouré et al. 1986*).

54.1.2. Fréquence

Une fréquence de 4,3 % a été récemment rapportée à Yaoundé (Nkwabong *et al.*, 2020a).

54.1.3. Pronostic

Le paludisme sur grossesse augmente le risque de petit poids de naissance (*Ela et al, 2019*).

54.1.4. Etiopathogénie

–Agent pathogène : 4 espèces plasmodiales parasitaires de l'homme (P vivax, P falciparum, P malariae, P ovale) ;

–Facteurs de risque : multiparité, 1er trimestre.

–Le paludisme présente plusieurs tableaux cliniques, dont l'accès simple et l'accès compliqué

54.2. Diagnostic de l'accès simple

Le diagnostic positif, fonction de la phase évolutive, se fonde sur l'anamnèse, la clinique et la paraclinique (APC).

54.2.1. Clinique

–Accès simple, qui ne présente pas de signes de malignité, peut cependant évoluer à tout moment vers l'accès pernicieux.

–L'accès de primo-infection évolue en 3 phases :

- Phase d'incubation : 5 à 10 jours puis cliniquement muette ;
- Phase d'invasion
  - ✓ Embarras gastrique ;
  - ✓ Fièvre continue avec 39°C de température en plateau ;
  - ✓ Céphalées pulsatiles.
- Phase d'état avec ses 3 stades : frisson, chaleur, sueur (FCS)
  - ✓ Stade de frissons intenses avec sensation de froid ;
  - ✓ Stade de chaleur avec peau brûlante et sèche (40°).
  - ✓ Stade de sueur abondante (suivie d'accalmie, sans signes inquiétants, et reprise au bout de 48 à 72 h).

54.2.2. Paraclinique

–Elle tient compte de deux différentes visées :

Visée diagnostique

L'examen clinique à visée clinique adopte deux types de méthodes :

- Méthodes directes
- Frottis sanguin (frottis mince)

Il permet d'apprécier l'espèce, l'intensité de la parasitémie : densité parasitaire. Il peut être coloré rapidement par la méthode de « Giemsa » ou de « May-Grunwald-Giemsa », qui teinte le cytoplasme en bleu et le noyau en rouge.

- **Goutte** épaisse

Elle réalise une concentration et permet d'examiner une plus grande partie de sang, et donc d'en détecter la moindre parasitémie ; en revanche l'identification de l'espèce plasmodiale est difficile. Le délai (plusieurs heures qu'elle suppose) est un inconvénient pour un diagnostic qui se veut d'urgence.

Méthodes immunologiques

–Le sérodiagnostic dont le test de diagnostic rapide (TDR). Le TDR du paludisme est basé sur la détection de l'antigène parasitaire dans le sang.

–Immunofluorescence indirecte ;

–Hémagglutination ;

–Examen Immuno-Enzymatique (ELISA : Enzyme Link Immuno Sorbent Assay).

Ces méthodes sérologiques ne remplacent en rien l'examen direct du sang, car les antigènes sont parfois, soit absents, soit présents, mais avec un taux faible pour être détectés.

Certains tests ciblent juste quelques-uns des antigènes.

54.3. Formes évolutives du paludisme sur grosses

54.3.1. Accès pernicieux

–Accès pernicieux (neuro-paludisme) ;

–Atteinte du SNC qui se manifeste par des signes neurologiques (troubles de conscience, du tonus, paralysie, convulsion, coma, etc.) ;

54.3.2. Paludisme viscéral évolutif

Fréquemment des sujets ayant abandonné depuis un certain temps une zone endémique pour une zone impaludée, et ayant mal conduit la prophylaxie. L'accès apparaît alors brutalement à l'occasion d'un traumatisme, d'une grossesse, d'un choc émotionnel ou de tout autre déséquilibre neurovégétatif.

Le tableau est d'emblée marqué par ; l'anémie, le retentissement cardiaque, l'asthénie, la splénomégalie et la Fièvre (entre 38° 5 et 39 °C).

54.3.3. Fièvre bilieuse hémoglobinurique

De plus en plus rare, elle se caractérise par :

- Début brutal ;
- Lombalgies violentes ;
- État de prostration ;
- Vomissements ;
- Urines rouge noir ;
- Ictère hémolytique ;
- Anémie ;
- Oligo-anurie avec urines noires et foncées.

La létalité est très élevée, allant jusqu'à 30 %.

Ce sont plutôt des manifestations observées chez le paludéen, à p. falciparum autrefois soumis à la prophylaxie par quinine dont le rôle déclenchant immédiat a été reconnu (réaction anaphylactique à la quinine).

54.4. Formes en fonction du terrain

54.4.1. Quelques manifestations

Immunodépression avec HIV connue, tableau de diarrhée, perte de poids et fièvre récidivante.

54.4.2. Formes liées à l'âge de la grossesse

Diagnostiquées en milieu hostile, à terme, avec le fœtus viable et mature.

54.4.3. Paludisme transfusionnel

–Le plasmodium, résistant à une température de 4 °C pendant de nombreux jours, peut être transmis par transfusion de sang (conservé et a fortiori frais).

–Cliniquement, c'est un tableau de primo-invasion qui se manifeste par :

- Fièvre continue ;
- Malaise général ;
- Troubles digestifs apparaissant une dizaine de jours après transfusions.

54.5. Diagnostic différentiel du paludisme sur grossesse

Face à une hyperthermie, envisager hypothèses diagnostiques :

54.5.1. Infection urinaire

–douleur lombaire ;

–dysurie ;

–Pollakiurie ;

–ECBU.

54.5.2. Fièvre typhoïde

–Hémoculture, coproculture, sérodiagnostic de Widal et Felix^{+}.

54.5.3. Cause virale

–Hépatite virale ;

–Herpès ;

-HIV ;

–Rubéole-varicelle.

54.5.4. Face à l'embarras gastrique

–Appendicite et grossesse/cholécystite et grossesse ;

–Toxoplasmose ;

–Contacts avec les animaux ;

–Tuberculose ;

–Syphilis ;

–Méningites ;

–Gastro-entérite ;

–Chorioamniotite ;

–Abcès (fessier).

54.6. PEC du paludisme sur grossesse

Elle tient compte de l'âge de la grossesse.

54.6.1. Au premier trimestre

–Quinine, mais avec éviction de la dose de recharge en état de gestation.

–Quinine : 8,3 mg/kg base dans du SG 5 % ou 10 % et électrolytes.

- À reprendre après un repos de 4 heures, et ce, pendant 7 jours.
- Relais par voie orale dès que la patiente peut avaler.
- Max : 1,5 g de Quinine base/j
- Traitement adjuvant
- Progestérone retard : 500 mg IM/j x 3 jours, ensuite 3 doses 500 mg IM tous les 2 jours ;
- Phloroglucinol, 1 injection ivdl x 3/j pendant 3 jours.

54.6.2. À partir du second trimestre (2e & 3e trimestres)

54.6.2.1. Première ligne

–Artésunate : 2,4 mg/KG en IV directe, à H0, H12, H24, suivi de :

-1,2 mg/kg par jour de j2 à 7 (pendant 6 jours, max 240 mg/injection).

54.6.2.2. Seconde ligne

–Quinine : 8,3 mg/kg base dans du SG 5 % ou 10 % & électrolytes, comme au 1er trimestre ;

–Quinine d'emblée indiquée, même en 1re ligne ;

Traitement adjuvant

- Progestérone retard : 500 mg IM par jour x 3 j. Puis 500 mg IM tous les 2 jours, 3 doses si saignement ;
- Phloroglucinol : 1 injection ivdl x 3/j pendant 3 jours (systématiquement).

54.6.2.3. Troisième ligne

–Artemether : 3,2 mg/kg en im à j1 (adulte 1 amp de 80 mg, IM x 2 le 1er j), ensuite ;

-1,6 mg/kg/j du j2 au j7 (maximum 160 mg/injection).

Traitement adjuvant

–Antipyrétiques ;

–Anticonvulsivants ;

–Tocolytiques ;

–Réhydratation efficace ;

–Transfusion si nécessaire ;

–Toujours rechercher et traiter les éventuelles complications suivantes :

- Atteinte rénale,
- Atteinte hépatique,
- Atteinte cérébrale,
- Œdème aigu du Poumon.

54.6.3. Surveillance

54.6.3.1. Clinique

- Conscience ;
- Température ;
- Diurèse ;
- TA ;
- Pouls ;
- MAF ;
- BDCF,
- CU ;
- État du col.

54.6.3.2. Paraclinique

- Glycémie ;
- Azotémie ;
- NFS ;
- Ionogramme ;
- Échographie obstétricale ;
- ERCF.

54.6.3.3. Traitement préventif physique

–Lutte antivectorielle ;

–Destruction des points d'eau stagnante ;

–Chemises à manches longues ;

–Pantalon après coucher du soleil ;

–Nuits sous moustiquaire imprégnée ou climatisation ;

–Grillages moustiquaires à toutes les ouvertures ;

–Produits répulsifs insectifuges.

54.6.3.4. Chimioprophylaxie

–Sulfadoxine (500 mg) + pyriméthamine (25 mg) (Fansidar^{R} ; Maloxine^{R}), 3 cp, dès 13 SA, tous les mois jusqu'à l'accouchement.

–Effets secondaires ;

–Effets digestifs (nausées, vomissements) ;

–Réactions allergiques cutanées ;

–Syndrome de Stevens-Johnson ;

Le paludisme gestationnel, redoutable pour la mère et le bébé, transforme la grossesse normale en grossesse à risque. Toutefois, une bonne prise en charge peut résoudre efficacement le problème.

55.

Pyélonéphrite sur grossesse

55.1. Généralités

55.1.1. Définition

La pyélonéphrite est une atteinte infectieuse du tissu rénal associée à des signes généraux, dont une élévation de la température (https://www.elsan.care/fr/pathologie-et-traitement/maladies-urinaires/pyelonephrite-causes-traitements).

55.1.2. Fréquence

–Environ-1 à 2 % de grossesses sont compliquées de pyélonéphrite. En effet, 2 à 10 % des femmes enceintes développent une bactériurie asymptomatique, qui non traitée évolue dans 20 à 40 % vers une pyélonéphrite qui constitue la deuxième cause de fièvre sur grossesse dans les zones intertropicales (https://www.chu-st-etienne.fr/Reseaux/Elena/Pro/Protocoles/Grosse sse/Infections_urinaires_et_grossesse/Protocole ! _Avril_2016.pdf).

55.2. Etiopathogénie

55.2.1. Facteurs favorisants

- Effets relaxants de la progestérone sur les muscles lisses ;
- Compression des uretères par l'utérus gravide au 3e trimestre.

55.2.2. Étiologies

- Entérobactéries ;
- Escherichia Coli ;
- Staphylocoques ;
- Klebsielles ;
- Staphylocoque.

55.2.3. Pathogénie

En effet, la pyélonéphrite peut se compliquer en se diffusant dans le sang, engageant ainsi l'avenir de l'enfant de la maman. Il s'agit aussi d'une des principales causes d'accouchement prématuré et de retard de croissance intra-utérin au Cameroun (Mah et al 2017).

55.3. Diagnostic de la pyélonéphrite aiguë

55.3.1. Phase de début ou présuppurative ou d'invasion

Encore appelée phase d'invasion, la présuppurative comporte deux temps

✓ **Temps d'invasion brusque ou de bactériémie**

- Frisson ;
- Fièvre, température entre 38,5 et 39,8 C, pendant 2 à 3 jours ;
- Tachycardie.

✓ **Temps d'invasion progressive**

Au terme de l'invasion brusque, l'invasion progressive est marquée par les signes généraux

- Fièvre vespérale ;
- Léger frissonnement ;
- Lassitude ;
- Céphalées ;
- Insomnie ;
- Signes digestifs ;
- Alternance constipation-diarrhée ;
- Flatulence ;
- Haleine fétide ;
- Langue chargée ;
- Pâleurs des conjonctives (anémie).

- **Traits communs aux deux temps de la phase d'invasion**

En commun les deux phases ont des signes urinaires absents ou discrets

- Points douloureux lombaires décelés ;
- Urines peu abondantes 500 à 600 ml/24h (aspect moiré) ;
- ECBU : Bactériurie+, pas de pyurie (absence de PN altérés).

55.3.2. Phase d'état

La phase d'état est aussi appelée phase suppurative

–Sédation relative des signes généraux : température légèrement en baisse, mais toujours un peu au-dessus de la normale ;

–Accentuation des signes fonctionnels urinaires

- Signes vésicaux : dysurie, pollakiurie, polyurie trouble, avec au moins 2 litres/j ;
- Signes rénaux : douleurs lombaires localisées à droite le plus souvent, permanentes.
- Signes urétéraux : douleurs iliaques droites traçant le trajet urétéral, avec possibilité de confusion avec la douleur de l'appendicite.
- Repérage des points douloureux

- **Présence de points douloureux**

  - Point douloureux osto-musculaire et costo-lombaire, parfois le pôle inférieur du rein perceptible et douloureux.

- o Point douloureux urétéral supérieur ou para-ombilical, localisé à l'insertion du bord externe du grand droit et d'une horizontale passant par l'ombilic.
- o Point sus et intraépineux, au toucher vaginal, sur la paroi antérieure, à l'embouchure entre l'uretère et la vessie.

55.4. Bilan

–Visée diagnostique

- Grossesse : Écho ;
- Infection : ECBU ; pyurie franche, PN altérés nombreux, d'abord extra, ensuite intracellulaires ;

–Visée thérapeutique

- Échographie ;
- NFS : leucocytose avec polynucléose

55.5. PEC de la pyélonéphrite en grossesse

55.5.1. Traitement préventif

–Prévention primaire par hygiène de vie : éviter la constipation ;

–Prévention secondaire par de dépistage

- Bandelette urinaire (BU) mensuelle à partir du 4e mois de grossesse. BU est positive si leucocytes et/ou nitrites positifs,
- ECBU : indique si BU positif. Il permet la recherche de bactéries dans les urines. Elle est positive, si bactériurie $\geq 10^5$ UFC/ml.

55.5.2. Traitement curatif

55.5.2.1. Mesures hygiéno-diététiques

–Hospitaliser, repos absolu (alitement) ;

–Boire beaucoup d'eau ;

–Éviter le lait, susceptible de favoriser la prolifération des entérobactéries et le développement de lithiase urinaire.

55.5.2.2. Antibiotiques

Voie injectable, jusqu'à 72 heures d'apyrexie, puis relais oral pour 14 jours (durée totale : 21 jours)

–Céphalosporines (Ceporine*), 2 g/j en IM, soit 1x2 ;

–Gentamicine (Gentalline*), 40 mgx2/j ;

–Ampicilline, 2jx2/j en IM ou 1g/6h en IVDL.

55.5.2.3. Traitement obstétrical adjuvant

–Gestion de MAP par tocolyse ;

–Maturation pulmonaire (MAP) avant 34 SA ;

–Stimulation/induction du travail (dystocie dynamique)

–Voie basse instrumentée ou non selon le cas ;

–Césarienne en cas de SFA (Lobel, 2007).

55.5.3. Surveillance

55.5.3.1. Surveillance de la grossesse

–Monitoring fœtal par la mère (mouvements actifs du fœtus) ;

–Monitoring par le clinicien (BDCF ; échographie) ;

–Surveillance paraclinique : RCF.

55.5.3.2. Surveillance du traitement de la pyélonéphrite

–Surveillance des effets secondaires des médicaments (clinique) ;

–Surveillance de la guérison (Fièvre, deux jours d'apyrexie permet de relayer par voie orale, douleur) ;

–ECBU : 48 heures après début du traitement, puis tous les mois jusqu'à l'accouchement, enfin 1 et 2 mois après accouchement ;

–UIV dans 3 mois post-partum à la recherche de : hydronéphrose, diverticule urétral, urétérocèle, reflux vésico-urétéral ;

–Échographie (recherche des calculs du bassinet) ;

55.6. Pronostic

55.6.1. Maternel

–En général favorable,

–Destruction du rein ;

–Choc septique ;

–HTA ;

–Récidives possibles

–Complications possibles.

55.6.2. Périnatal

–Séquelles :

–Prématurité ;

–Hypotrophie.

55.7. Counseling

–Insister sur les facteurs de risque ;

–Observance thérapeutique ;

–Pronostic.

La pyélonéphrite peut s'avérer grave pour la mère et le fœtus. Une prise en charge appropriée, préventive et curative est indispensable.

56.

Cystite sur grossesse

56.1. Généralités

56.1.1. Définition

La cystite est une infection urinaire localisée au niveau de la vessie, qui reste le plus souvent le seul organe affecté (Dalibon 2015 ; https://www.ameli.fr/assure/sante/themes/cystite/reconnaitre-cystite+++).

56.1.2. Intérêt

56.1.2.1. Épidémiologie

Il existe des cystites à bactériurie asymptomatiques et des cystites pyélonéphrites. En général, 1-4 % de femme vont développer une infection au cours de leur grossesse (https://www.journaldesfemmes.fr/maman/guide-grossesse/2834365-infection-urinaire-enceinte/). Globalement, 5-10 % de grossesses sont compliquées d'une infection urinaire et 15 % de ces infections sont asymptomatiques, soit 2-10 % grossesses en général.

56.1.2.2. Pronostic

La cystite est sans gravité en général, mais pendant la grossesse, même asymptomatique, elle peut provoquer des complications en évoluant vers une pyélonéphrite dans 20 % de cas avec risque de complications périnatales

56.2. Classification des cystites

56.2.1. Cystite à bactériurie asymptomatique

–Absence de signes fonctionnels :

–Nitrite + ;

–Protéinurie + ;

–ECBU >10^5 cellules/ml.

56.2.2. Cystite aiguë

–Présence de signes fonctionnels (Dysurie ; Pollakiurie) ;

–Signes biologiques de la bactériurie asymptomatique.

56.3. Traitement de la cystite sur grossesse

56.3.1. Traitement de la bactériurie asymptomatique

–ATB pendant 4 jours (Amoxicilline acide clavulanique 1 g x 2/J) ;

–ECBU après 7 jours, ensuite, tous les mois.

56.3.2. Traitement de la cystite aiguë

–ATB pendant 7 à 10 jours (Amoxicilline acide clavulanique 1 g x 2 par jour)

–ECBU après 7 jours, puis tous les mois (Dalibon 2015).

56.3.3. Traitement adjuvant de la cystite aiguë

–Tocolyse en cas de MAP

–Maturation pulmonaire (si nécessaire) ;

–Hydratation.

56.3.4. Prévention de la cystite sur grossesse

–Escherichia coli, germe le plus souvent responsable de l'infection urinaire développe mieux dans un environnement acide, donc éviter les acidifiants comme viande, produits laitiers, café et alcool.

–Éviter les facteurs de stagnation des elles comme la constipation, car la migration d'E. coli du tube colorectum est associée à 90 % d'infections urinaires ;

–Dépistage en début de grossesse.

La cystite est une infection urinaire localisée, fréquente, dont le traitement et la surveillance sont particulièrement importants. En effet, bien que la cystite ne représente pas une menace d'envergure, elle peut évoluer en pyélonéphrite, devenant ainsi une urgence médicale inquiétante. D'où la nécessité d'une prise en charge appropriée.

57.

Anesthésie Loco régionale en obstétrique

57.1. Généralités

57.1.1. Définition

L'anesthésie locorégionale en obstétrique est l'administration d'un anesthésique local par le rachis lombaire proche ou au contact de la moelle épinière pour entraîner l'inhibition de la douleur afin de favoriser l'accouchement.

(https://www.hug.ch/anesthesiologie/que-sont-anesthesie-rachidienne-anesthesie).

57.1.2. Intérêt

L'anesthésie locorégionale se révèle efficace pour soulager la douleur pendant le travail, dans le cadre de l'analgésie obstétricale, mais aussi le bon déroulement de l'accouchement au cours de la césarienne ou des douleurs en post opératoire immédiat. Il peut s'agir d'une péridurale, d'une rachianalgésie ou d'une combinaison des deux. Cette anesthésie locorégionale rend insensible la partie du corps concernée par l'intervention.

57.2. Classification

57.2.1. Rachianalgésie

La rachianalgésie consiste à injecter un médicament (anesthésique local en association avec un morphinique ou la kétamine dans le liquide céphalo-rachidien (colonne vertébrale) où se trouvent les racines nerveuses au moyen d'une aiguille à ponction lombaire qui est ensuite retirée (Jemea B et al 2022). Dans de rares cas, il est possible de placer au travers de l'aiguille un cathéter (tuyau souple très fin) qui permet de réinjecter des doses de médicament.

57.2.2. Analgésie péridurale

L'analgésie péridurale consiste à injecter un médicament (anesthésique local en association avec un morphinique) dans l'espace péridural (colonne vertébrale) à travers un cathéter qui est laissé en place durant l'intervention en vue de l'administration régulière ou continue, des médicaments permettant d'atténuer, voire d'abolir rapidement la sensation de douleur pendant le travail d'accouchement (Milon et al., 1983= *c'est vieux,)*.

57.3. Indications et contre-indications

57.3.1. Indications

–Accouchement par voie basse : inhibant exclusivement la sensibilité douloureuse laisse libre la possibilité de sentir les contractions, inodores, permettant ainsi à la patiente de faire des poussées actives.

–Accouchement par césarienne

–analgésie postopératoire immédiate

57.3.2. Contre-indications

–Allergie aux produits pour anesthésie locale ou aux opiacés (morphiniques) ;

–Refus/opposition de la patiente ;

–Infection locale ou sepsis ;

–Troubles de l'hémostase (< 80 000 plaquettes/ml) ;

–Parturientes sous anticoagulants ;

–Non-maîtrise de la technique par l'anesthésiste

–Pathologie vertébrale majeure ou neurologique ;

–Hypotension sévère non contrôlée.

57.4. Réalisation de la péri-rachi combinée

–la rachianalgésie ou l'analgésie péridurale doit être faite par un médecin ou un infirmier spécialisé en anesthésie réanimation.

–Etape 1 : anesthésie de la peau et du tissu sous cutané par la lidocaïne

–Etape 2 : repérage de l'espace péridural avec pose d'un cathéter de péridurale,

–Etape 3 : ensuite introduction de l'aiguille à l'intérieur du rachis

–Etape 4 : administration d'une première dose d'anesthésie locale associée aux morphiniques directement dans le liquide céphalo-rachidien comme une ponction lombaire ;

–Etape 5 : mise en place par le cathéter de péridurale de la même solution dans l'espace péridurale.

57.4.1. Avantage de la rachi-péridurale

Rapidité de l'effet de l'injection intrarachidienne est (< 1 min), alors que par voie péridurale il peut mettre jusqu'à 15 min avant l'installation.

Durée limitée d'action d'une injection intrarachidienne (1 à 3 h en fonction de la dose) : poursuivre avec un mode analgésique de plus longue durée d'effet, comme la péridurale avec cathéter, qui permet l'administration continue et prolongée de médicaments.

57.4.2. Choix de la technique d'analgésie régionale

Il incombe à l'anesthésiste, qui devra tenir compte de la situation clinique de la patiente.

Il est également possible de n'administrer qu'une dose intrarachidienne (**rachianesthésie**) (accouchement imminent, césarienne programmée ou urgente) en **absence de péridurale**.

Une patiente qui le souhaite peut gérer elle-même son analgésie péridurale. L'on parle d'analgésie péridurale contrôlée par la patiente, de l'anglais « patient-controlled epidural analgesia » (PCEA).

Prise en charge de la douleur postopératoire immédiate avec la rachianalgésie ou en prolongeant l'analgésie péridurale

57.4.3. Surveillance

- Monitoring connu ;
- TA ;
- Pulsations toutes les 5 minutes (3 fois).
- La saturation pulsée en oxygène
- La fréquence respiratoire
- Température
- Le type de bloc

57.4.4. Surveillance des éventuels effets indésirables

La péridurale peut générer quelques désagréments chez la parturiente ;

–Paresthésie : en général très brèves, et sans conséquences notables ;

–Démangeaisons (surtout dans le haut du corps) : il ne s'agit pas d'allergie, mais d'un effet secondaire connu des morphiniques ;

–Douleurs lombaires ;

–Céphalées : souvent 12 à 48 heures après la ponction parfois en cas de rupture de la dure-mère (si écoulement du liquide céphalo-rachidien) ;

57.4.5. Complications

–Hématome péridural : susceptible de nécessiter l'évacuation chirurgicale (< 1/100 000 cas) ;

–Atteintes neurologiques permanentes, et ;

–Complications infectieuses (extrêmement rares) ;

–Réaction toxique après injection intravasculaire accidentelle de l'anesthésique local (vertiges, acouphènes, désorientation, convulsions voire coma).

L'analgésie péridurale est importante pour le confort de la patiente, la lutte contre des douleurs atroces, elle doit être réalisée dans les règles de l'art.

58.

Infection puerpérale

58.1. Généralités

58.1.1. Définition

L'infection puerpérale est une maladie infectieuse manifestée principalement par une fièvre et des signes inflammatoires le plus souvent génitaux ou mammaires chez une femme après la terminaison d'une grossesse que ce soit l'accouchement ou l'avortement. (https://fr.wikipedia.org/wiki/Fi%C3%A8vre_puerp%C3%A9rale).

58.1.2. Intérêt

–Clinique : tableau dominé par différentes pathologies

–Fréquence : 5 à 7 % *(Boushra M & Rahman ;2020).*

–Le pronostic est fonction de la précocité de la prise en charge. Il s'agit de l'une des principales causes de décès maternel avec une proportion de 10-15 % (https://www.healthline.com/health/puerperal-infection). Une proportion de 14,9 % a été rapportée au Cameroun (Tebeu 2007).

58.2. Etiopathogénie

58.2.1. Facteurs de risque

–Toutes situations susceptibles de favoriser l'infection de la plaie utérine, à l'exemple de la RPM ;

–Travail prolongé ;

–Manœuvres (forceps, RU, DA) traumatiques des voies génitales, infections génitales ;

–Terrain : anémie, infection urinaire, infection au VIH.

58.2.2. Germes pathogènes

—Streptococcus B hemolitico ;

–Escherichia coli.

58.2.3. Pathogénie

–En absence de l'involution, l'utérus reste gros, le col ouvert.

58.3. Démarche diagnostique

–Circonstance de diagnostic : accouchement à domicile, long, douloureux, traumatique ;

–Signes généraux : État fébrile (38 °C le matin, 38,5° le soir) ; Tachycardie

–Examen gynécologique :

- Vulve : couverte de lochies ;
- Speculum : lochies fétides, séro-sanguinolentes ;
- TV : utérus resté gros, mou, douloureux.

– Bilan à visée diagnostique :

- Culture du prélèvement cervico-vaginal ;
- Échographie endovaginale ;

– Bilan à visée thérapeutique et du terrain (NFS, GE, Test VIH, glycémie à jeûne).

58.3.1. Formes cliniques

58.3.1.1. Forme suppurée

–Signes généraux ++ ;

–Douleur intense à un point de l'utérus, correspondant à l'abcès ; ou,

–Douleur diffuse, mais vive en cas d'abcès multiples.

58.3.1.2. Forme putride

Il s'agit d'une métrite disséquante, avec emphysème utérin, donnant au palper la sensation de crépitation, et aggravation de l'état général.

58.3.1.3. Forme hémorragique

Elle se traduit par l'association d'un syndrome infectieux local, et général, ainsi que des métrorragies en suites de couches. L'étiologie est le Streptocoque B hémolytique,

58.3.1.4. Paramétrite

La Paramétrite est une Infection qui atteint le tissu cellulaire péri-utérin, situé latéralement dans l'évasion des feuillets du ligament large (https://fr.iliveok.com/health/parametrite_77308i15953.html). Les signes fonctionnels associent dysurie et constipation. Au toucher vaginal, on note un empâtement douloureux souvent unilatéral, fixant l'utérus qui est extrêmement douloureux à la mobilisation. Trois possibilités d'évolution :

- Résorption sous ATB,
- Suppuration réalisant un phlegmon du ligament large et Phlegmon ligneux du ligament large avec empâtement et
- Douleur sans suppuration.

58.3.1.5. Salpingite

Relativement rare en post-partum. En général, empâtement annexiel unilatéral, mais pouvant être bilatéral, masse douloureuse, mal limitée, accompagnée de fièvre.

58.3.1.6. Péritonites

D'habitude localisée et non pas généralisée comme en post-abortum. Évolution souvent progressive et bâtarde.

58.3.1.7. Phlébites pelviennes

58.3.1.8. Septicémies

–Infection généralisée, d'emblée, ou après une forme localisée ;

–Pronostic très réservé.

58.4. Diagnostic

58.4.1. Diagnostic positif

58.4.1.1. Exploration clinique

–Accouchement récent ;

–Douleurs pelviennes ;

–Fièvre ;

–Utérus mal involué ;

–Lochies fétides,

–Parfois du pus et des métrorragies.

58.4.1.2. Exploration paraclinique

–Échographie peut aider ;

–Culture (identifie le germe).

58.4.2. Diagnostic différentiel (inutile en cas de fièvre)

–Infection urinaire ;

–Mastite ;

–Paludisme ;

–Cholécystite, appendicite.

58.5. Prise en charge de la fièvre puerpérale

58.5.1. Mesures préventives

–Accouchement en milieu hospitalier ;

–Accouchement par personnel qualifié ;

–Asepsie ;

–Traitement des infections ;

–Éducation : sensibilisation de la population.

58.5.2. Traitement curatif

58.5.2.1. Buts

- Guérir ;
- Éviter les complications.

58.5.2.2. Moyens et méthodes

–En cas de choc, réanimation :

- Voie veineuse ;

- Oxygénation ;
- Sonde Urinaire à demeure ;
- Trendelenburg ;
- Remplissage ;
- TFS ;
- Corticoïdes (Hydrocortisone) ;
- Collaboration avec le réanimateur

–Dans tous les cas, ATB, AINS, antalgiques, Fer, TFS :

- Gentamicine 160 mg IM/j x, 5 à 7 jours
- Métronidazole, 500 mg/12 h, 5 à 7 jours
- Amoxicilline 1 g/6 h 10 à 14 jours
- Kétoprofène : 100 mg IMx2/j x 5 jours
- Perfalgan : 1 g IVDL x4/j (si température ≥ 38°5) ;
- Hydrocortisone 100 mg, 100 à 500 mg IVL/j.

–Obstétricaux : Ergométrine 0,2 mg, IM/12 h ou 20 gouttes x 3/j ou comp 2 x 3/jour pendant 5 jours ;

58.5.2.3. Indications chirurgicales

- Abcès de l'utérus : laparotomie drainage
- Gangrène utérine : hystérectomies
- Péritonite : laparotomie

58.5.2.4. Résultats/pronostic fonctionnel

–Obstruction tubaire

–Syndrome de Sheehan : tableau clinique marqué par une hémorragie sévère avec nécrose ischémique de l'antéhypophyse qui se traduit par une aménorrhée secondaire.

L'infection puerpérale, situation obstétricale plutôt fréquente, constitue une menace vitale pour la mère. La prise en charge doit tenir compte de toutes les spécificités.

SECTION XV

SURVEILLANCE DE LA GROSSESSE

59.

Non-Stress Test (NST)

59.1. Généralités

59.1.1. Définition

« Non Stress Test » ou examen de réactivité fœtale (ERF), est un examen de mesure la fréquence cardiaque du fœtus et la réaction au mouvement pour dépistage des anomalies éventuelles (https://my.clevelandclinic.org/health/diagnostics/24253-nonstress-test).

59.1.2. Intérêt

Il est utilisé pour assurer la santé du fœtus avant le travail d'accouchement. Le test est sûr et indolore, et tire son nom du fait qu'il ne met aucun stress (non-stress) sur la mère ou le fœtus. Le test est généralement effectué au cours du troisième trimestre s'il existe certaines complications ou en cas de dépassement de date d'accouchement. Le résultat peut aider à décider d'une prise en charge d'urgence (césarienne d'urgence, afin de sauver le mère et le bébé).

59.1.3. Indications

Généralement en période prénatale en absence de contraction utérine, mais peut se faire en tout moment de la grossesse, en cas de nécessité.

- Grossesse postdate (plus de 40 ans) ;
- Grossesse à risque (diabète, hypertension artérielle) ;
- Absence des MAF
- Petit poids fœtal
- Incompatibilité rhésus
- Grossesse multiple

59.2. Critères de normalité du rythme cardiaque fœtal

–Rythme de base : entre 120 et 160 bpm ;

–Réactivité : accélérations/20 min (nombre ≥ 2) ;

–Amplitude sup ou = 15 bpm (durée > 15 secondes) ;

59.3. Variabilités physiologiques du rythme cardiaque fœtal

–Microvariabilité (beat to beat) ≥ 5 bpm (5-25 bpm) ;

–Microvariabilité durable : maintenu sur 60 secondes ;

–Décélérations physiologiques, sans caractère pathologique :

✓ Amplitude < 60 bpm ;

✓ Nadir supérieur au bpm ;

–Durée < 60 secondes :

–Précoces ;

–Observé souvent en fin du travail ;

–Pas d'autres anomalies du tracé.

59.4. Anomalies du rythme cardiaque fœtal

59.4.1. Anomalies du rythme de base

–Tachycardie modérée : 160-180 bpm > 10 min ;

–Tachycardie marquée sup à 180 bpm > 10 min ;

–Bradycardie modérée : 100-120 bpm > 10 min ;

–Bradycardie marquée < 100 bpm >10 min ;

59.4.2. Anomalies transitoires (décélérations)

59.4.2.1. Précoce

–Bradycardie dont le début coïncide avec les contractions ;

–Cause : compression de la tête fœtale.

59.4.2.2. Tardive

–Bradycardie qui commence avec au moins 30 secondes de décalage avec le début des contractions utérines et/ou entre l'acmé, la contraction et le nadir de décélération ;

–Causes : hypoxies fœtales (si répétées et/ou accompagnées d'autres anomalies du tracé) ;

–Indication d'un PH du scalp ou extraction.

59.4.2.3. Variables

–Bradycardie observée à différents moments ;

–Cause : pathologie funiculaire.

59.4.2.4. Autres anomalies du rythme cardiaque fœtal

–Tracé saltatoire : amplitude $\geq$ 25 bpm sur 60 secondes (interprétation difficile) ;

–Tracé sinusoïdal : oscillations lentes, régulières, d'amplitude modérée, avec une fréquence des oscillations de 3 à 6 minutes, accompagnée d'une durée diminution de la variabilité beat-to-beat.

59.5. Étiologies des anomalies

59.5.1. Tachycardie

–Pyrexie ;

–Hypotension ;

–Hyperthyroïdie maternelle ;

–Infection ;

–Immaturité ;

–Anémie ;

–Hypoxie fœtale ;

–Médicaments (Atropine, Bêtamimétique).

59.5.2. Bradycardie

–Pouls maternel ;

–Bloc AV ;

–Hypoxie ;

–Asphyxie ;

–Bloquants.

59.5.3. Diminution de la variabilité

–Sommeil fœtal ;

–Médicaments :

- Atropine ;
- Ptéridine ;
- MgSO 4 ;
- Benzodiazépines (Bloc AV Hypoxie, asphyxie).

59.5.4. Tracé saltatoire

–Mouvements fœtaux répétés ;

–Compression du cordon ;

–Pression exercée sur la tête ;

–Acidose fœtale modérée.

59.5.5. Tracé sinusoïdal

–Anémie fœtale, (présence d'anticorps hémolytique maternel ou transfusion fœto-maternelle) ;

–Asphyxie ;

–Analgésiques narcotiques.

59.6. Terminologies de lecture du tracé cardiotocographie

—R-NST (Réactif Non-Stress Test)

–R = réactif (non pathologique) ;

–NP (non pathologique) ;

–NR-NST ;

–NP ou R-NST ;

–P ou NR-NST si P, alors nouveau NST après env. 1 semaine ;

–CST : contraction stress test = test à l'ocytocine ;

–P : pathologique

-NR : non réactif.

La maîtrise des critères de lecture de l'examen de réactivité fœtale favorise l'évaluation du rythme cardiaque fœtal, et oriente la décision relative à l'option opérationnelle.

60.

Contraction Stress Test (CST)

60.1. Généralités

60.1.1. Définition

Test d'effort de contraction (TEC), en anglais « Contraction Stress Test » consiste à l'administration de l'ocytocine en perfusion chez une femme enceinte pour vérifier la tolérance du fœtus aux contractions utérines induites afin de juger de son aptitude à supporter les contractions au moment du travail d'accouchement naturel ou provoqué (https://my.clevelandclinic.org/health/diagnostics/22849-contraction-stress-test).

60.1.2. Terrain

Tout comme le non-stress test, le Stress Test est réalisé dans une situation obstétricale caractérisée par un risque de morbidité ou de mortalité périnatales. Les CST sont généralement pratiqués sur les grossesses à haut risque à partir de 34 semaines d'aménorrhée. Alors que le test de non-stress est pratique plus tôt, à 28 semaines d'aménorrhée.

60.2. Indications et contre-indications

60.2.1. Indications

–Préalable à une induction ;

–Appréciation du bien-être fœtal.

60.2.2. Contre-indications

–Urgence avérée ;

–Conditions de surveillance inappropriées.

60.3. Procédure du stress test

–Glucosé 5 % (500 ml) + 5 unités d'ocytocine ;

–Débit : commencer à 5 gouttes/min ;

–Après 15 minutes, augmenter à 5 gouttes/min, puis augmenter chaque 15 min de 15 gouttes/min jusqu'à l'obtention de six contractions utérines par 20 minutes ;

–Enregistrement cardiotocographie (CTG) : de 20 à 40 min.

60.4. Interprétation Stress Test

- Application des critères pathologiques décrits pour le NST

–L'interprétation du CST se fait sur 20 min d'enregistrement, avec un maximum de six contractions utérines ;

–CST positif : décélérations tardives répétitives ;

–CST douteux : décélérations tardives non répétitives ;

–CST négatif : pas de décélérations tardives.

- Critères spécifiques du CST Hypercinésie et contractures

–Hypercinésie : > 5 CU/10 minutes pendant au moins 20 minutes.

–Contracture : contraction d'une durée sup à 2 minutes.

–CAT : arrêt de l'ocytocine, éventuellement tocolyses d'urgence.

60.5. Exploitation des résultats

–CST positif : césarienne ;

–CST douteux : reprendre dans un bref délai, ou envisager l'accouchement ;

–CST négatif : surveillance.

Une bonne lecture du CST oriente le choix de l'option opérationnelle, réduisant ainsi les risques d'un choix aventureux.

61.

Suivi des grossesses compliquées

61.1. Généralités

61.1.1. Définition

Monitoring antepartum La grossesses « compliquées » désigne les grossesses lors desquelles les risques pour la mère ou le fœtus sont majorés du fait d'une pathologie ou d'un antécédent obstétrical ou médical particulier. Elles peuvent nécessiter une surveillance plus spécifique en milieu hospitalier. (https://medicalguidelines.msf.org/fr/viewport/ONC/francais/1-3-suivi-des-grossesses-compliquees-51416005.html)

61.1.2. Classification des méthodes

Il existe de manière générale deux modes de monitoring : monitoring instrumenté et monitoring non instrumenté (Cibils 2012).

61.1.3. Intérêt

Le monitoring du post-partum est une étape fondamentale pour l'éventuelle décision et le devenir de l'accouchement.

61.2. Indications

–Terme dépassé (post-terme) : au-delà de 40 semaines.

–Oligoamnios isolé (AFI, < 5) ;

–Hydramnios ;

–HTA ;

–Diabète vrai préexistant à la grossesse et/ou diabète gestationnel ;

–Antécédents de mort in utero ;

–Iso-immunisation rhésus ;

–Grossesse multiple (dès 34 semaines) ;

–Toute pathologie maternelle pouvant interférer avec le fonctionnement normal de l'unité fœto-placentaire ;

–Indications ponctuelles : diminution des mouvements fœtaux, anomalie à l'auscultation ou au Doppler.

61.3. Monitoring clinique

Elle peut se faire, soit par la patiente elle-même, soit par un personnel de santé.

61.3.1. Méthode de Sadovsky

Dès perception des premiers mouvements fœtaux (elle les a certainement comptés pendant trois périodes d'une heure, chaque jour) :

-1 heure le matin (après le petit déjeuner) (8 h par exemple) ;

-1 heure à midi (après le déjeuner) (14 h par exemple) ;

-1 heure le soir (après le souper) (20 h par exemple).

Le total des enregistrements est multiplié par quatre pour obtenir un chiffre sur douze heures.

–Moins de 10 mouvements par 12 heures, surtout dans les grossesses avec risque avéré (dont moins de 3 mouvements par séquence).

61.3.2. Le "*Cardiff count to ten*" de Pearson

61.3.2.1. Procédure

De 32 semaines d'aménorrhée au terme, la mère doit compter les mouvements chaque jour, commençant à heure fixe (neuf heures du matin) et noter sur une grille de surveillance l'heure à laquelle elle avait perçu dix mouvements.

61.3.2.2. Interprétation

–Moins de 10 mouvements perçus sur 12 heures : le nombre exact de mouvements doit être noté.

–Renouvellement sur deux jours consécutifs : consulter en urgence pour d'éventuels examens complémentaires.

61.3.2.3. Suivi clinique

–Visibilité des MAF ;

–Décompte des BDCF : normal 120 à 160 bpm.

61.4. Monitoring paraclinique par le test biophysique de Manning

61.4.1. Protocole de réalisation du test biophysique de Manning

–La fréquence des tests, qui dépend de la situation clinique, peut varier d'une évolution quotidienne à une évolution hebdomadaire.

–La durée de l'examen est d'environ 30 min (20 min pour le NST, et 10 min pour l'examen échographique).

Tableau 46. Score biophysique et conduite à tenir

Score	Signification	Conduite à tenir
10	Fœtus normal : faible risque d'asphyxie chronique ou d'infection	–Test une fois/semaine ; -2 fois pour grossesses de diabétiques ; –DT, toutes les 48 heures si RPM.
8	Identique	–Répéter le test une fois/semaine ; -2 fois dans les grossesses de diabétique ; –DT ; –Toutes les 48 heures si RPM –Si oligoamnios : accouchement
6	Suspicion d'asphyxie chronique ou d'infection	–Répéter le test dans les 4 à 6 heures ; –Si oligoamnios : accouchement.
4	Identique	–Si 36 SA et clinique favorable : accouchement. –Si < à 36 semaines et L/S = 2 : répéter le test dans les 24 heures ; –Si Score = 4 : accouchement.
0-2	Forte suspicion d'asphyxie chronique ou d'infection	–Prolonger le test sur 120 min ; –Si score toujours = 4 : accouchement.

Source : https://aly-abbara.com/echographie/biometrie/scores/score_manning.html

61.4.2. Interprétation du score biophysique de Manning

-8 à 10 : normal (absence de 1 seul critère) ;

-6 : suspect (absence de 2 critères) ;

-0 à 4 : anormal (absence de 3 à 5 critères).

61.4.3. Conduite à tenir en fonction du score de Manning

–Score normal (8 à 10) : en l'absence d'autres raisons, expectative ;

–Score suspect (6) : nouvelle évaluation dans les 24 heures ;

–Score toujours suspect après réévaluation : l'attitude interventionniste est indiquée (intervenir) ;

–Si anormal (0 à 4) avec fœtus viable : accouchement (VB/CS) ;

–Examen cardiotocographique ;

–Pas de monitoring avant 24 semaines ;

–Critères de normalité :

- Ligne de base entre 120 et 160 battements par minute ;
- Microvariabilité (beat to beat) : au moins 5 battements par minute ;

- Réactivité : accélération de 15 bpm pendant au moins 15 secondes ;
- Deux fois ou plus sur une période de 20 minutes ;

-20 minutes de tracé réactif non pathologique : répéter le NST : 1 fois par semaine

Le monitoring néonatal (ante partum) est une étape fondamentale pour le pronostic périnatal et le devenir de l'accouchement.

62.

Grossesse post-terme

62.1. Généralités

62.1.1. Définition

La grossesse dure en moyenne 280 jours (40 SA). Qui se prolonge au-delà de la date probable d'accouchement de 40 SA est dite postdate. La grossesse tardive est définie comme 41 0/7 à 41 6/7 (41-42) SA. La grossesse au-delà de (> 41-6/7) 42 SA est dite post-terme (Quevauvillers et al 2009) (https://www.sciencedirect.com/science/article/abs/pii/S0368231511002420).

62.1.2. Intérêt

La fréquence des grossesses en post-terme est très hétérogène et varie de 1 % et 10 %.

(https://www.sciencedirect.com/science/article/abs/pii/S0368231511002432).

62.2. Risques associés

–Détresse fœtale (due à la vieillesse du placenta) ;

–Risque d'asphyxie néonatale et de mortalité néonatale ;

62.3. Diagnostic

62.3.1. Confirmation de la grossesse post-terme

–DDR et analyse de la durée du cycle menstruel ;

–Analyse de l'échographie du 1e trimestre ;

–Retrouver la date de premiers mouvements actifs du fœtus ;

62.3.2. Analyser l'échographie récente

–Calcification du placenta ;

–Oligoamnios ;

–RCF anormal.

62.4. CAT face à la grossesse post-terme

Monitoring fœtal en fonction des situations

–Anomalie confirmée : césarienne ;

–Anomalie non objective : induction.

62.5. Prévention

–CPN recentrée ;

–Counseling de suivi.

La grossesse post-terme impose une surveillance spécifique.

SECTION XVI

ACCOUCHEMENT PAR VOIE BASSE

63.

Induction du travail

63.1. Généralités

63.1.1. Définition

L'induction du travail est un acte médical de provocation de contractions utérines en vue de l'accouchement lorsque la poursuite de la grossesse devient préjudiciable pour la mère et/ou pour le fœtus (rupture prématurée des membranes, âge gestationnel de plus de 41 semaines d'aménorrhée) (WHO et al., 2005).

63.1.2. Fréquence

La fréquence de l'induction du travail varie de 12,5-23,9 % (https://obgyn.onlinelibrary.wiley.com/doi/full/10.1111/aogs.14447)

63.1.3. Indications

–Indications maternelles : diabète sur grossesse, hypertension artérielle sur grossesse, etc.

–Indications fœtales : souffrance fœtale chronique, grossesse post-terme, etc.

63.1.4. Précautions

–L'induction doit être décidée par un obstétricien du département ;

–Le médecin de garde doit en être informé ;

–Autant que possible, contre-indiqué la nuit et/ou le week-end ;

–Débuter à 4 heures du matin.

63.2. Méthodes

63.2.1. Méthodes mécaniques

–Sonde de Foley ;

–RAM ;

–Décollement des membranes.

63.2.2. Méthodes pharmacologiques

63.2.2.1. Dinoprostone

La dinoprostone est une substance pharmacologique analogue de la prostaglandine E_2, qui agit sur le muscle lisse, en induisant une maturation cervicale chez des gestantes présentant des conditions cervicales défavorables à une induction du travail par l'ocytocine qui est la méthode standard.

La procédure se fait par l'administration du contenu intégral de 0,5 mg, dans une seringue, accompagnée d'un cathéter, en intracervical, lentement, 1 cm au-dessus de l'orifice externe du col, afin d'éviter le passage du principe actif dans l'espace extra-amniotique. La patiente demeure ensuite en décubitus dorsal au moins 1 h, pour éviter l'expulsion du gel.

63.2.2.2. Misoprostol

La dinoprostone est une substance pharmacologique analogue de la prostaglandine E_2, qui agit sur le muscle lisse et en particulier sur le col utérin en le rendant mature et apte à l'induction par l'ocytocine. Il est aussi utilisé seul pour déclencher les contractions et donc l'induction. Il est présenté en comprimé de 200 mcg. Le protocole d'administration est :

–d'un quart de comprimé de 25 micg, à répéter après 6 h, en absence de bonnes contractions ;

–puis 50 mcg, enfin 50 mcg ;

–considéré comme échec après 4 administrations infructueuses ; rediscuter de la conduite à tenir.

Après le misoprostol, attendre au moins 8 h de temps pour administrer l'ocytocine.

63.2.2.3. Ocytocine

L'ocytocine est une substance pharmacologique, neuropeptide, ayant des propriétés de stimuler les contractions utérines ou d'en déclencher lorsque le col utérin est mature et représente la méthode standard d'induction du travail. L'administration est faite par perfusion avec une dilution de 5 UI/500 cc de glucosé à 5 % ;

✓ Commencer une faible dose (10 gouttes/min) ;

✓ Augmenter progressivement (toutes les 30 minutes de 10 gouttes, jusqu'à l'installation des contractions fortes).

63.3. Score de bishop

63.3.1. Cotation du score de bishop

Score de bishop : conditions mécaniques du col utérin

Tableau 47. Conditions mécaniques du col utérin : score de bishop

Variables	Cotation par variable			
	0	**1**	**2**	**3**
Dilatation	0	1-2	3-4	≥ 5
Effacement (%)	30	40-50	60-70	80
Descente	-5,-3	-1,-2	0	+1, +2
Consistance	Ferme	Moyenne	Molle	–
Position	Postérieure	Moyenne	Antérieure	–

Source : https://fr.wikipedia.org/wiki/Score_d%27Apga

63.3.2. Interprétation et implication thérapeutiques

Signe de bonne préparation mécanique du col : Bishop > 6/13

Tableau 48. Signe de bonne préparation mécanique du col

Score de bishop	Parité	Méthode
< 7	< 4	Sonde de Foley + Misoprostol
	≥ 4	Misoprostol uniquement
≥ 7	< 4	Misoprostol
	≥ 4	Ocytocine

*En cas d'induction à l'ocytocine, décoller les membranes et RAM à dilatation 4 cm

Source : Tebeu

63.4. Conduite de l'induction

63.4.1. Conditions

- Grossesse à terme (sauf indication d'accouchement prématuré provoqué posée par le spécialiste) ;
- Présentation longitudinale ;
- Présentation céphalique de préférence engagée ;
- Bassin perméable, aisément contrôlable, éventuellement par palper introducteur ;
- Col favorable/bon score de bishop ;
- Éviter le Misoprostol en cas d'utérus cicatriciel.

63.4.2. Préparation

- Bilan : NFS, GS/RH, TP, TCK, VIH ;
- Prévoir 1 000 ml de sang
- Lavement évacuateur (30 min avant le début de l'induction) ;
- Toute induction du travail doit être décidée/autorisée par un gynécologue-obstétricien du département et signalée au médecin de garde ;
- Autant que possible, l'induction devrait se faire le matin, sauf urgence ;
- L'induction en fin de semaine est déconseillée, à moins que le médecin traitant ne soit de garde (s'assurer de la présence du médecin traitant).

Au préalable

Examen gynécologique établissant :

1. Âge de la grossesse (gestationnel) ;
2. Hauteur utérine ;
3. « Lie » longitudinale ;
4. Présentation céphalique ;
5. Descente/stations : préférence à 0 (engagement) ou 2/5, selon la manœuvre de Lorier (Doyen & Langer, 2017) ;
6. Bassin : absence de dystocie osseuse ;
7. Col : bon score de bishop, consistance, effacement, dilatation, position.
8. Absence d'anomalie de présentation, par exemple transverse.

B. Lavement évacuateur vers 4 h pour pouvoir commencer l'induction vers 4 h 30.

C. Cette étape préparatoire, dans la mesure du possible, doit être assurée par un externe (5e année), un interne (6e année), ou un médecin.

D. Un médecin/étudiant qui suit une induction doit impérativement :

Tenir une fiche de surveillance des signes vitaux, des contractions et du cœur fœtal.

Éviter de se déplacer/quitter le service sans être remplacé, sinon, l'induction doit être interrompue.

E. Une attention particulière devrait être accordée à la qualité, la fréquence, la régularité, la force et la durée des contractions, afin d'éliminer toute éventuelle hypertonie utérine ou autres contractions inefficaces.

Surveillances aussi du rythme du cœur fœtal (RCF) pour signaler toute anomalie (bradycardie) < 120/min ou tachycardie > 160/min.

Si bradycardie fœtale importante au cours de l'induction (< 100 bpm).

1. Cesser perfusion ocytocine ;
2. Tourner patiente en décubitus latéral gauche ;

3. Donner l'oxygène à la patiente ;
4. Aviser l'obstétricien traitant

F. Après l'accouchement, garder l'Ocytocine en cours pour s'assurer que l'utérus continue à se contacter et ainsi prévenir le saignement post-partum par atonie utérine.

L'induction du travail, parfois indispensable pour libérer le fœtus d'une condition intra-utérine défavorable, doit se faire dans le respect scrupuleux du protocole élaboré à cet effet.

64.

Surveillance du travail

64.1. Généralités

64.1.1. Définitions

La surveillance du travail d'accouchement est un ensemble de dispositions prises sur le plan clinique et paraclinique, permettant le bon déroulement de l'accouchement et de déceler d'éventuelle anomalie de RCF ou des contractions utérines. (https://www.elsevierelibrary.fr/contents/fullcontent/15187196/epubcontent_v2/OEBPS/B9782294747762000038.xhtml).

64.1.2. Intérêt

Le travail d'accouchement favorise la dilatation et effacement du col sous l'effet des CU avec poussée du fœtus vers l'extérieur (stades I et II de l'accouchement). Une bonne surveillance du travail d'accouchement permet de détecter, et de corriger, les éventuelles anomalies, afin d'éviter d'éventuelles complications de l'accouchement et d'assurer le bien-être de la mère et du bébé.

64.1.3. Rappels

L'accouchement est l'expulsion du fœtus et de ses annexes hors des voies génitales à partir de 28 semaines d'aménorrhée (180 jours) (Lansac et al., 2017).

64.2. Éléments à surveiller

i-Moteurs :

- –Muscle utérin (intégrité) ;
- –Contractions utérines (qualité des CU) ;
- –Effet des CU (dilatation, effacement, descente) ;

ii-Dilatation du col (partographe) ;

iii-Confrontation fœtopelvienne ;

iv-État du fœtus ;

v-État maternel.

64.3. Matériel de surveillance

64.3.1. Matériel de surveillance clinique

- –Partographe ;
- –Stéthoscope obstétrical ;
- –Tensiomètre ;

–Thermomètre ;

–Chronomètre.

64.3.2. Matériel de surveillance paraclinique

–Cardiotocographe ;

–PH-métrie ;

–Oxymétrie ;

–Échographie ;

–Amnioscopie.

64.4. Conduite de la surveillance du travail

64.4.1. Diagnostic du travail

64.4.1.1. Circonstance de découverte

–Venue se l'annoncer en salle d'accouchement (écoulement, douleur) ;

–Découverte fortuite en CPN.

64.4.1.2. Anamnèse

–Douleurs ressenties exclusivement au niveau de l'utérus, se traduisant par la sensation de pesanteur, le durcissement du ventre, rapidement accompagnées de douleur de courte durée du type crampes ; constantes et brèves dans le temps (10 à 30 secondes, rarement plus), pouvant se répéter, de façon régulière et espacée (toutes les 30 minutes environ).

–Des saignements ou une perte de liquide clair par le vagin sont : signe d'accouchement imminent.

64.4.1.3. Examen gynécologique

–Col : dilatation, effacement, ramollissement ;

–Présentation : descendante.

64.4.1.4. Paraclinique

Cardiotocographie.

64.4.1.5. Synthèse clinique

L'on en distingue trois phases :

–Phase latente ;

–Phase active ;

–Période d'expulsion.

64.4.2. Conduite à tenir

Elle dépend de la phase.

64.4.2.1. En phase latente

–Diagnostic positif (caractéristiques) ;

–Diagnostic différentiel ;

–Rythme de surveillance ;
–Prise en charge des anomalies (dystocie de démarrage) ;
–Prolongée de plus de 8 h et moins de 4 cm avec CU régulières : ocytocine.

64.4.2.2. En phase active

✓ Surveillance standard :

- Utilisation du partographe ;
- Rythme de surveillance (TV/2h, CU/15 min) ;
- Prise en charge des anomalies.

✓ PEC des anomalies :

SFA : oxygène, césarienne ;

- Dystocie dynamique : ocytocine ;
- Dystocie mécanique : CS ;
- Hyperstimulation : tocolyses.

64.4.2.3. Au stade II (période d'expulsion)

✓ Surveillance de base

- Rythme de surveillance (CU/5 min) ;
- Utilisation du partographe :

✓ Prise en charge des anomalies :

- Avant 30 min, surveillance ;
- Plus de 30 min : stade II prolongé (fatigue maternelle, dystocie dynamique) ;
- Station 0, +1 : CS, ocytocine
- Station +2, +3 : forceps/ventouse

64.4.2.4. Situations particulières

- VIH : éviter le traumatisme, TV/4 h ;
- HTA, cardiopathie : raccourcir le stade II ;
- RPM (< 4 heures) : CS ;
- Utérus cicatriciel (CS d'emblée si comorbidité) ;
- Accouchement prématuré ;
- Grossesse multiple (gémellaire) : un accouchement en 4 temps ;
- Présentation podalique : attention aux dystocies du stade II ;
- Liquide amniotique méconial (SFA) : CS ;
- Oligoamnios, RCIU : risque de SFA ;

– Hémorragie du dernier trimestre : diagnostic étiologique et PEC appropriés.

Une bonne surveillance du travail prévient les complications de l'accouchement, notamment en orientant/suggérant la voie d'abord, et la prévision/provision du matériel nécessaire en cas d'approche instrumentale, et l'éventualité de la voie haute.

65.

Accouchement podalique

65.1. Généralités

65.1.1. Définition

Accouchement podalique ou accouchement en présentation du siège est l'extraction d'un fœtus dont la partie qui apparaît en premier au détroit supérieur est constituée des fesses, des pieds ou les deux (*Vannerum* et al., 2019). (https://medicalguidelines.msf.org/fr/viewport/ONC/francais/6-1-presentation-du-siege-51417199.html).

65.1.2. Épidémiologie

–Environ 4-5 % d'accouchements se font en présentation du siège (https://www.sciencedirect.com/science/article/pii/). Au Gabon une fréquence plus faible de 1,74 % a été rapportée (Mayi-Tsonga et al, 2012).

–Cet accouchement est associé à un risque plus élevé de travail prolongé, d'asphyxie néonatale et de décès périnatal qui est très hétérogène dans la littérature de 7 à 25 % (Dohbit et al., 2017a). (Mayi-Tsonga et al, 2012).

65.1.3. Classification

Il existe 3 types de présentation du siège :

–Siège complet ;

–Siège décomplété mode fesses ;

–Siège décomplété mode pied (indication de la césarienne d'urgence).

65.2. Préalables pour tentative d'accouchement par voie basse

–BIP < 96 mm ;

–Poids présumé < 3 500 g ;

–Flexion de la tête contrôlée et confirmée à l'échographie ;

–Consentement éclairé de la mère ;

–Voie haute incontournable pour présentation mode pied.

65.3. CAT en phase active

–Monitoring continu du RCF ou surveillance rapprochée au Doppler ;

–Contrôle en début de travail de la position de la présentation, de la flexion de la tête, estimation du poids et du BIP ;

–Préparer une perfusion de glucosé 5 % + 5 UI d'ocytocine (stimulation de la dilatation ou à l'expulsion pour renforcer les contractions) ;

–Signes vitaux (contrôle habituel) ;

–Conservation de la poche des eaux le plus longtemps possible (pour diminuer les risques de procidence du cordon).

65.4. CAT au stade II

65.4.1. Préparation du stade II

–Présence du pédiatre, du chef de service clinique d'obstétrique ;
–Préparation de la table de réanimation du nouveau-né ;
–Sondage ;
–Désinfection ;
–Si nécessaire, stimulation des contractions ;
–Prévoir (sur le chariot) un petit linge stérile pour saisir le nouveau-né à l'expulsion.

65.4.2. Interventions au stade II

–Ne pas saisir la présentation avant sortie complète de l'ombilic ;

–À l'apparition de la pointe de l'omoplate :

- D'abord, manœuvre de Lovset,
- Ensuite, celle de Mauriceau ;

-10 UI, IM de l'Ocytocine après dégagement de la tête.

65.5. CAT au stade III

GATPA (déjà commencé au stade II)

65.6. Complications (éventuelles)

De nombreux cas de figure sont possibles :

i. Déflexion de la tête ou siège décomplété mode pieds : accouchement par CS ;

ii. Accrochage du pied : décrochage ;

iii. Défaut de progression du tronc : petite extraction du siège ;

iv. Dos en arrière : retourner ;

v. Relèvement des membres supérieurs : manœuvre Lovset ;

vi. Rétention tête dernière : manœuvres de Mauriceau/Bracht.

L'accouchement podalique présente souvent des risques de graves complications. La bonne maîtrise du protocole, dont les manœuvres permettent d'en éviter, est donc nécessaire. La lucidité permettra au médecin de savoir à quel point persister sur la voie basse.

66.

CAT face au prolongement du stade II de l'accouchement

66.1. Généralités

66.1.1. Définition

Prolongement du stade II de l'accouchement est l'étape qui commence au moment de l'ouverture complète du col de l'utérus et se termine à l'expulsion du fœtus. Ce stade qui dure 30 minutes pour les multipares est plus long pour les nullipares et peut prendre jusqu'à 3 heures. (https://naitreetgrandir.com/fr/grossesse/accouchement/grossesse-accouchement-4-stades-du-travail/). La non-expulsion du fœtus des voies génitales maternelles au bout de 30 minutes après la dilatation complète du col chez une femme en travail est considérée comme prolongement du stade II du travail.

66.1.2. Intérêt

Situation fréquente et délicate, pouvant engager le pronostic maternel et fœtal.

66.2. CAT diagnostique

66.2.1. Exclure une rupture utérine

–Régularité de l'abdomen ;

–Axe du fœtus longitudinal ;

–BDCF présent ;

–Caractériser les CU.

66.2.2. Réévaluation de la présentation, position et la progression

La descente peut être très évoluée

–Tête/siège à la vulve ;

–Tête/siège pressant sur le périnée ;

–Cheveux visibles à la vulve à chaque poussée.

Descente relativement basse, sans atteindre la vulve

–Tête non visible aux poussées ;

–Au TV : confirmation de la descente à hauteur des épines sciatiques

La présentation peut être encore très haute

–Tête non visible à la vulve aux poussées ;

–TV : tête au-dessus ou à peine à hauteur des épines sciatiques.

66.3. CAT thérapeutique

66.3.1. Tête à la vulve

–Stimuler au besoin ;

–Épisiotomie suffisante ;

–Un forceps Simpson/Elliot (forceps du débouché) ;

–Ventouse.

66.3.2. Tête au-dessus de la vulve d'environ 2 cm

–Stimuler au besoin ;

–Forceps de Kielland (bas forceps) ;

–Ventouse.

66.3.3. Tête à plus de 2 cm du plan de la vulve, mais engagement (+2 ; 0) (descente 0/5 à 3/5).

–Ventouse ;

–Forceps de Kielland (forceps de mi-cavité), contre-indiqué

66.3.4. Tête au-dessus des épines sciatiques (non-engagement) (2/5 à 5/5)

–Césarienne ;

–Forceps haut (contre-indiqué).

Le prolongement du stade II du travail est une préoccupation réelle, susceptible d'engager le pronostic vital de la mère et du fœtus, qui suggère une bonne évaluation diagnostique en vue d'une prise en charge appropriée.

67.

Accouchement gémellaire

67.1. Généralités

67.1.1. Définition

Accouchement sur une grossesse en présence de deux fœtus (Lansac *et al.*, 2017).

67.1.2. Intérêt

–Situation particulière, car, susceptibles de complication.
–Surveillance à l'entrée afin de confirmer les positions ;
–Prévoir 2 culots érythrocytaires en réserve.

67.1.3. Étapes

Contrairement à l'accouchement en présence d'un seul fœtus, qui se fait en trois temps, l'accouchement gémellaire se fait plutôt en 4 temps :

–Temps 1 : accouchement du 1er jumeau ;
–Temps 2 : rémission ;
–Temps 3 : accouchement du 2e jumeau ;
–Temps 4 : délivrance.

67.2. Diagnostic

67.2.1. Circonstances de diagnostic

–CPN ;

–Salle d'accouchement.

67.2.2. Signes fonctionnels

–Ventre énorme ;
–Sensation d'étouffement.

67.2.3. Signes physiques

–HU > 36 cm à terme ;

–Plus de 3 pôles fœtaux ;

–BDCF à deux endroits distants de 10 cm, avec une différence de 10 bpm au moins.

4. Paraclinique : échographie ;

5. Synthèse paraclinique (gémellité associée à d'autres situations)

–Avec le 1er fœtus en siège ;
–Avec 1er fœtus en transverse ;
–Avec Terrain : cicatrice,
–, etc.

67.3. Stade I de l'accouchement

Surveillance à l'entrée ;

–Confirmer les positions ;

–Prévoir 2 culots érythrocytaires en réserve (réévaluer d'un cas à l'autre). L'option opérationnelle en fonction des cas de figure :

i-Phase latente : ne rien faire ;

ii-Phase active : préparation de la phase active (monitoring des RCF simultané des 2 fœtus, avec le monitoring spécial jumeaux ou surveillance clinique des BDCF).

67.4. Stade II de l'Accouchement

67.4.1. Préparation en ressources humaines du stade II

- Un (1) anesthésiste,
- Deux (2) sages-femmes,
- Un (1) médecin résident,
- Le (1) chef de clinique (consultant),
- Deux (2) pédiatres (hors de la chambre, prêts à intervenir).

67.4.2. Préparation en ressources humaines du stade II

–Une perfusion d'Ocytocine (5 UI dans 500 cc de Sérum glucosé à 5 %) pour la stimulation à l'expulsion.

–Préparer la table d'accouchement ;

–Sur le chariot d'accouchement habituel, rajouter :

Quatre (4) pinces Kocher ;

- Un (1) ciseau à cordon ;
- Une (1) deuxième pipette d'aspiration ;
- Une (1) pince à cordon bleu (champ de Bar) pour distinguer les cordons du placenta ;
- Un (1) amnio pour rompre la 2e poche des eaux ;
- Un (1) linge stérile si le deuxième jumeau est en siège.

67.4.3. Autres matériels du stade II

–Apprêter deux pouponnières (éventuellement) ;

–Apprêter deux bracelets (BB1 en bleu ou noir, BB2 en rouge) ;

–Chauffer deux molletons ;

67.4.4. Interventions/actes au stade II

-1e temps : accouchement du 1e jumeau ;
-2e temps : rémission

- Appareil à ultrasons pour contrôler la position de fœtus ;

- Maintenir (fermement) le 2e fœtus en position longitudinale par la sage-femme dès la naissance du 1er bébé ;
- Surveiller le RCF ;
- Sondage vésical.

-3e temps : accouchement du second jumeau

- RCF normal : ocytocine
- RCF anormal : grande extraction
- Rétention du 2e jumeau : césarienne

-4e temps : Stade III

67.5. Conduite du stade III

67.5.1. Préparation pour le stade III

–Préparer une perfusion de 500 cc Glucose 5 % avec 20 unités d'Ocytocine pour l'après l'accouchement ;

–Misoprostol (cytotec 200 micg) 5 comp. ;

–Méthylergométrine : 2 ampoules (attention aux HTA)

67.5.2. Interventions du stade III

–GATPA ;
–Pose de la perfusion de l'Ocytocine à 20 UI/500 cc ;

Une grossesse gémellaire est sujette aux risques, à prendre en considération, avant et pendant l'accouchement. Son accouchement comporte quatre temps au lieu de trois pour accouchement non gémellaire, d'autant plus qu'elle peut être associée à d'autres complications de position ou de présentation du second fœtus.

68.

Accouchement instrumental

68.1. Généralités

68.1.1. Définition

L'extraction instrumentale est l'assistance à l'extraction de naissance d'un fœtus par les voies naturelles au moyen d'un instrument adapté (forceps, spatules, ventouse) en réponse à une situation d'urgence qui requiert une participation active de la patiente, sauf contre-indications aux efforts expulsifs. (https://rpna.fr/thematiques/les-extractions-instrumentales-mc-absb/).

68.1.2. Intérêt

L'accouchement instrumental peut être le seul moyen pour sauver la vie au fœtus en cours du travail.

68.2. Indications

68.2.1. Indication connue d'avance (programmation)

- Pathologies maternelles (HTA entre autres) ;
- Cardiopathies.

68.2.2. Indication in situ

- Difficultés de poussée ;
- Prolongement du stade II malgré de bonnes poussées.

68.3. Préparation de la parturiente

–Sondage vésical ;

–Installation sur jambière (confortablement) ;

–Grande défection ;

–Asepsie (vulve + cuisse) ;

–En cas d'analgésie péridurale : réinjecter en position assise ;

–En absence de péridurale : matériel d'anesthésie, set de péridurale, 1 seringue de 20 cc, 1 aiguille rose, 1 ampoule de lidocaïne 1 % (20 ml)

68.4. Méthodes

68.4.1. Forceps (Feraud, 2008)

–Un (1) chariot d'accouchement normal ;

–Un (1) forceps de Simpson pour une présentation céphalique ;

–Un (1) forceps de Kielland si descente peu satisfaisante (+2 à +4) ;

–Gel stérile sur une compresse.

68.4.2. Ventouse

–Un (1) chariot d'accouchement normal ;

–Un (1) paquet « grand extracteur » ;

–Une (1) pompe à vide d'air ;

–Révision cervicale et de la filière génitale.

Vérifier que les raccords sont bien connectés.

Le vide se fera une fois l'extracteur en place sur la présentation, de 2 en 2 toutes les 2 minutes jusqu'à 8 kPA.

L'accouchement ne se passe pas toujours le plus naturellement possible. Il faut donc trouver les moyens de l'aider. L'assistance à l'accouchement difficile par voie basse reste possible grâce aux instruments (accouchement instrumental). Bien mener l'accouchement instrumental évite efficacement le recours au cas radical qu'est la césarienne.

69.

Accouchement par ventouse

69.1. Généralités

Définition

L'accouchement par ventouse est l'utilisation d'un instrument médical d'extraction du fœtus par voie vaginale lors d'un accouchement (https://fr.wikipedia.org/wiki/Ventouse_obst%C3%A9tricale).

La ventouse constitue l'une des trois méthodes d'accouchement instrumental, avec le forceps et la spatule (Schaal et al. 2004). La ventouse est un instrument de flexion et de rotation et non de traction.

69.2. Préparation

–S'assurer de la disponibilité des cupules stériles pour une éventuelle ventouse, pour tout accouchement AVB (quitte à ne pas l'utiliser).

69.3. Conditions/circonstances d'utilisation

–Dilatation complète ;

–Présentation céphalique ;

–Effectivité de la RMU ;

–Tête engagée et descendue jusqu'au +1 au moins (donc, plus bas que les épines sciatiques).

69.4. Indications/contre-indications

69.4.1. Indications

La ventouse est utilisée au Stade II de l'accouchement en cas de :

–Prolongement du stade (rétention fœtale) ;

–Souffrance fœtale aiguë ;

–Épuisement maternel (trop fatiguée pour continuer à pousser).

69.4.2. Contre-indications

–Tête non engagée ou n'est pas descendue jusqu'au +1 ;

–Disproportion fœtopelvienne manifeste ;

–Présentation de siège, transversal, du front, de la face ;

–Bosse séro-sanguine importante.

69.5. Technique/procédure

1. Décidée après une analyse approfondie de la situation, et la désignation de la sage-femme pour la conduite de l'accouchement ;

2. S'assurer de la disponibilité de l'équipe chirurgicale, pour une césarienne d'urgence en cas d'échec (prévisible) ;

3. Chercher d'aide (équipe chirurgicale ou anesthésie) et déterminer qui fait quoi (responsabiliser/distribuer/spécifier les tâches) ;

4. Préparer la ventouse (décider du choix de cupule, généralement/pas systématiquement, c'est la moyenne) ;

5. Placer une perfusion avec 5 UI d'Ocytocine pour susciter de bonnes contractions (vitesse de perfusion selon les besoins) ;

6. Préparer les soins de nouveau-né (envisager une réanimation néonatale et s'y préparer) ;

7. Désinfection du périnée et du vagin, vidange de la vessie (si nécessaire) ;

8. Introduction de la cupule dans le vagin et application sur le scalp près de la petite fontanelle ;

9. Pendant que la main gauche maintient la cupule, un doigt de la main droite effectue un mouvement circulaire pour s'assurer qu'il n'y a pas de tissu vaginal ou cervical pincé ;

10. L'aide pompe jusqu'à 0,2 kg/cm2 (jusqu'à 20 ! de dépression), attendre un moment et contrôler encore une fois que la cupule est bien placée (avec le même mouvement circulaire) ;

11. L'aide pompe jusqu'à 0,6 kg/cm2 (60) en gardant la pression à ce niveau ;

12. Lors d'une contraction utérine, demander à la femme de pousser pendant la traction en aidant avec la pression abdominale ;

13. La traction effectuée par la main dominante doit être perpendiculaire à la cupule ; l'angle de traction, d'abord horizontal, de plus en plus vertical, avec la descente de la tête ;

14. Protéger le périnée de la main non dominante pour éviter l'éventuelle déchirure du périnée ;

15. Relâcher dès que la contraction utérine cesse et demander à la femme de respirer profondément pour oxygéner le mieux possible l'enfant ;

16. Prendre les BCF entre chaque contraction ;

17. L'association avec l'épisiotomie est conseillée si le périnée est trop distendu ;

18. Dès la sortie de la tête, supprimer le vide (décoller la ventouse) et poursuivre l'accouchement naturellement ;

19. Donner 0,5 mg de VIT K (demi-ampoule) au nouveau-né.

69.6. Problèmes/précautions

1. Tissu vaginal ou cervical pincé : risque de blessure, avec importante hémorragie ;

2. En cas de traction brutale, de cupule mal mise ou de trop basse dépression, et possible détachement de la cupule : la remettre en place, tirer plus doucement à la prochaine traction et s'assurer que la dépression reste autour de 0,6 kg/cm^2 ;

3. Pas de progression avec la traction (i.e. : la tête ne descend pas du tout), arrêter la manœuvre après 3 essais sans progression, se préparer pour la césarienne ;

4. Cupule se détachant plus de 3 fois : reconnaître l'échec, recourir à la césarienne ;

5. Ne pas essayer plus de 30 minutes (risque de lésion de scalp et de SFA) ;

L'accouchement instrumental est une solution aux complications présentées par la voie basse. L'accouchement par ventouse augmente progressivement dans les pratiques dans beaucoup d'institutions.

70.

Dystocie cervicale

70.1. Généralités

70.1.1. Définition

La **dystocie** cervicale désigne la difficulté survenant lors d'un accouchement marquée par la non-dilatation adéquate du col malgré la descente et les contractions utérines de bonne qualité (Lansac *et al.*, 2017).

70.1.2. Intérêt

–Risque de déchirure du col ;

–Indication de césarienne ;

–Une bonne prise en charge permet entre autres d'éviter les complications (déchirure du col).

70.2. Facteurs de risque

Elle peut être associée aux anomalies contractiles ou aux antécédents de traitements locaux pour lésions précancéreuses du col utérin.

–Anomalies contractiles (hypercinésie, arythmie) ;

–Col cicatriciel (i.e. : conisation, électrocoagulation).

70.3. Diagnostic

–Femme en travail ;

–Bonnes contractions utérines ;

–Bonne descente ;

–Mauvaise dilatation ;

–Diagnostic conclu après correction des contractions utérines ;

–Signes physiques

–Stagnation de la dilatation à 7-10 cm ;

–Épaississement du col ;

–Col œdématié d'avant en avant puis sur tout le pourtour ;

–Col durcissant au cours des contractions.

70.4. CAT face à la dystocie cervicale

1. Mesures physiques.

Dilatation manuelle progressive à chaque toucher.

2. Mesures pharmacologiques

–Spasmolytique : Spasfon (Phloroglucinol 40 mg, solution injectable, boîte de 6 ampoules de 4 ml en 24 heures, une ampoule IVDL, à renouveler au bout de 2 heures (pas plus de 2 ampoules chez la même patiente).

–Magnésium : (Mag 2, 0,8% injectable), 1 ampoule IM (renouvelable pas plus d'une fois, et après un délai de 2 heures).

La dystocie cervicale impose une prise en charge basée essentiellement sur des médicaments susceptibles de favoriser la dilatation du col tout en levant l'œdème.

71.

CAT face à une présentation dystocique

71.1. Définition

Présentation dystocique : pendant l'accouchement, la partie du fœtus qui s'oriente en premier au niveau du détroit supérieur n'est pas le sommet (céphalique bien fléchi).

71.2. Classification des présentations dystociques

Il en existe trois types :

–Variétés de présentation céphalique : vertex, bregma, front, face ;

–Présentation du siège quelle que soit la variété : complet, décomplété mode fesses, décomplété mode pieds.

–Présentation transversale ou de l'épaule.

La prise en charge passe par l'examen clinique minutieux, au cas par cas, en considérant les complications associées afin de choisir la voie d'abord la mieux appropriée. La voie basse est généralement longue, d'où le recours à l'épisiotomie. Toujours envisager une césarienne et prendre les dispositions à cet effet.

Tableau 49. Présentations dystociques

Présentation	Clinique	Complications	Traitement
Transversale	**Examen (constat) :** Utérus large en axe transversal. Tête dans un flanc, siège dans l'autre H. U. < 30 cm à l'approche du terme **T.V**. Excavation vide ou bras perçu par le vagin	– Rupture utérine – Mort fœtale	**– Césarienne**
Face	**Examen** : à la palpation abdominale, on palpe la région occipitale, l'on sent un « coup de hache » **T.V**. Absence de suture ou de fontanelle ; Palpation facile des orbites et du nez, palpation des oreilles. Palpation du menton essentiel pour diagnostic	– Rupture utérine – Mort fœtale	– Accouchement long, mais possible tant que le menton est en avant au cours du dégagement ; – envisager épisiotomie ; et césarienne si échec :
Front	**Examen** : tête haute, « coup de hache », mais moins marqué **TV :** on sent le front, les orbites, la grande fontanelle et parfois les yeux et le nez Le diagnostic n'est posé qu'après rupture des membranes.	– Rupture utérine – Mort fœtale	**– Césarienne**
Siège	**Examen** : pôle céphalique dans le fond utérin, rond, dur et mobile. Pôle inférieur volumineux, irrégulier, moins dur et moins mobile que la tête. **T.V**. « tumeur molle » séparée par le sillon inter fessier. Après rupture des membranes, orifice anal, palpation d'un pied	La main peut être prise pour le pied, la face pour le siège – Relèvement des bras – Rétention de la tête dernière – Mort fœtale	– Sondage vésical ; – Ne pas rompre les membranes ; – Épisiotomie systématique souvent (primipare++) ; – Manœuvre de Bracht ou Mauriceau ; – Césarienne

P. M. Tebeu

72.

Accouchement sur utérus cicatriciel

72.1. Généralités

72.1.1. Définition

L'utérus cicatriciel est une condition anatomique caractérisée par un utérus ayant subi une intervention chirurgicale, généralement suite à une césarienne, une myomectomie ou toute autre indication, de localisation isthmique ou corporéale (https://hal.univ-lorraine.fr/hal-01868096/document).

72.1.2. Étiologie

La césarienne est la première cause de cicatrice utérine (90 à 95 % des cas).

72.1.3. Intérêt

–La fréquence de l'utérus cicatriciel est variable allant de 5 % à 11 % des parturientes, et de 14 % à 19 % des multipares (https://www.has-sante.fr/upload/docs/application/pdf/2012-12/rpc_uterus_cicatriciel_cngof_2012.pdf+++).

–Épreuve utérine : tentative d'accouchement par voie basse sur un utérus cicatriciel.

–Risque maternel majeur : rupture utérine ; accident généralement observé dans 1 à 5/1 000 accouchements sur utérus cicatriciel (Abbassi et al. 1998).

72.2. Classification des cicatrices et pronostics associés

Tableau 50. Formes anatomiques des cicatrices utérines

Cicatrices	Bon pronostic	Mauvais pronostic
Obstétricales	Césarienne segmentaire	–Césarienne corporéale (incision sagittale verticale) ; –Césarienne segmento-corporéale ; –Type d'incision non précisé.
		–Rupture utérine
		–Perforations utérines
Gynécologiques	**Myomectomie** Si myome sous-séreux sans effraction de la paroi et/ou < 3 incisions	–**Myomectomie** avec effraction de la muqueuse utérine ou polymyomectomie –Cicatrices de **réimplantation tubaire**/de résection de la portion interstitielle de la trompe. –Cicatrice cervicale (considérée utérine si au-delà de la limite intravaginale du col).

Source P. M. Tebeu

72.3. Déterminants de choix du mode d'accouchement sur utérus cicatriciel

–Le mode d'accouchement doit être déterminé dès la 36e semaine.

–L'éligibilité à l'épreuve utérine repose habituellement sur 4 critères (césarienne, cicatrice utérine, fœtus, mère).

72.3.1. Césarienne

72.3.1.1. Indication de la précédente césarienne

–Indication récurrente (cause persistante) : bassin rétréci, asymétrique ;

–Indication non récurrente (causes accidentelles) : RPM, procidence du cordon.

72.3.1.2. Espace inter-génésique

Temps écoulé entre deux accouchements consécutifs (ici, césarienne antérieure et l'accouchement en question). Il est généralement exprimé en nombre de mois.

72.3.2. Types de cicatrice utérine

Tableau 51. Types de cicatrices utérines et mode d'accouchement

Critères	**Indications**	
	Épreuve utérine	**Césarienne**
Type	Segmentaire	Corporéale Segmento-corporéale inconnu (Absence de Compte Rendu opératoire)
Nombre	**Unicicatriciel**	≥ 2 cicatrices
Indication	Non récurrente	Récurrente
Espace inter-génésique	≥ 18 mois	< 18 mois

Sources : P. M. Tebeu & https://www.health.qld.gov.au/__data/assets/pdf_file/0022/14 0836/g-vbac.pdf

72.3.3. Fœtus et annexes

Tableau 52. Anatomie fœtale et mode d'accouchement

Critères	Indications	
	Épreuve utérine	Césarienne
Nombre	Monofœtale	Multiple
Présentation	Céphalique fléchie (présentation du sommet)	Toutes autres présentations, y compris céphaliques défléchies (front, face occipito-postérieure)
Poids	$\leq$ 3 500 g	$>$ 3 500 g

Source : PM Tebeu & https://www.health.qld.gov.au/__data/assets/pdf_file/0022/140836/g-vbac.pdf

72.3.4. Mère

Tableau 53. État maternel et mode d'accouchement

Critères	Indications	
	Épreuve utérine	Césarienne
Parité	Paucipare	Grande multipare
Pelvimétrie clinique	Bassin favorable PRP $\geq$ 10,5 cm	Bassin limite ou rétréci PRP $<$ 10,5 cm
Pelvimétrie radiologique	IM $<$ 23 cm	IM $\geq$ 23 cm
Utérus	Morphologie normale	Malformé
Comorbidités	Absence	Présence

IM : Indice de Magnin

[C] Toute indication de CS et/ou pathologies médicales.

Source : PM Tebeu et https://www health.qld.gov.au/__data/assets/pdf_file/0022/140836/g-vbac.pdf

72.4. Préparation à l'accouchement sur utérus cicatriciel

Aux éléments usuels du plan de tout accouchement, la préparation à l'accouchement sur utérus cicatriciel devra ajouter les éléments suivants :

–Counseling ;

–Consentement éclairé ;

–Bilan préopératoire ;

–Consultation anesthésique ;

–Bon de sang ;

–Mise en place d'un système d'alerte pluridisciplinaire.

72.5. Conduite de l'accouchement sur utérus cicatriciel

Les deux voies sont envisageables

72.5.1. Césarienne

–La programmer à 37 semaines révolues ;

–Si déclenchement des contractions utérines avant la date prévue pour, césarienne immédiatement.

–Au préalable, s'assurer de la maturité du fœtus, notamment par :

- Vérification de l'âge gestationnel théorique (DDR) ;
- Contrôle systématique de l'échographie du 1e trimestre ;
- Analyse systématique du liquide amniotique après amniocentèse ;

–difficultés à prévenir

- Vessie collée sur le segment inférieur ;
- Qualité médiocre du segment inférieur (discuter au préalable de la Ligature bilatérale des Trompes (LBT)

72.5.2. Épreuve utérine

72.5.2.1. Déclenchement du travail

Envisager les deux possibilités :

–Priorité au déclenchement spontané à terme.

–Éventuellement induction, notamment en cas de RPM (en présence effective du consultant et de l'équipe médicale pluridisciplinaire).

–Préalable score de bishop.

- Score de bishop < 7 : maturation cervicale à la sonde endocervicale
- Score de bishop ≥ 7 : induction à l'ocytocine, 5 UI dans 500 cc selon le protocole.

–NB : Misoprostol contre-indiqué.

72.5.2.2. Conduite de l'épreuve utérine

72.5.2.2.1. Dès admission de la parturiente en salle de travail

–Dernière évaluation

–Constitution du plateau pluridisciplinaire :

- Consultant ;
- Anesthésiste ;
- Pédiatre ;
- Hématologue.

–Pose immédiate d'une voie veineuse de grand calibre ;

–Évaluation rapide ;

–Vérification de tous les éléments rentrant dans la préparation de l'accouchement sur utérus cicatriciel (disponibilité du sang, consultation d'anesthésie, etc.) ;

- S'assurer que les conditions d'une césarienne en urgence sont remplies.

72.5.2.2.2. Pendant le travail : surveillance

- Ouverture du partogramme à 4 cm de dilatation cervicale + surveillance usuelle ;
- Cardiotocographie externe en continu (si disponible) ;
- Inspection régulière de la paroi abdominale (à la recherche de « l'anneau de Bandl ») (utérus en bissac) ;
- Palpation de la cicatrice utérine pendant les diastoles utérines (entre deux contractions utérines) ;

NB. Situation particulière : « stimulation ».

En cas de dystocie dynamique, la stimulation est possible avec 5UI d'Ocytocine dans 500 cc de SG5 %, débuter à 10 gouttes/min, surveillance usuelle.

72.5.2.2.3. Gestion d'éventuelles complications

- Hypercinésie de fréquence ou d'intensité : Tocolyse et CS ;
- Douleur à la palpation de la cicatrice : Tocolyse et cs ;
- « Anneau de Bandl » : Tocolyse et Cs ;
- Tachycardie > 160 battements/min ;
- Saignement vaginal : attention à la rupture utérine ;
- Défaut d'évolution du travail pendant 4 h.

En présence d'au moins un de ces signes d'alerte, confirmée par le consultant, renoncer à l'épreuve utérine, et procéder à la césarienne d'urgence.

72.5.2.2.4. Pendant l'expulsion

- Envisager l'accouchement instrumental, notamment la ventouse indiquée, mais pas forcément de manière systématique ;
- Après 20 min d'efforts expulsifs inefficaces, appliquer la ventouse de dégagement ou le forceps.

72.5.2.2.5. Après la délivrance

Procéder à la révision utérine, surtout si :

- Saignement excessif et/ou persistant ;
- Douleurs sus-pubiennes ;
- Facteurs de risque (travail prolongé, > 12 heures ; extraction instrumentale difficile).

–L'expression utérine est fortement proscrite. ++++

72.6. Counseling du post-partum

72.6.1. Indication

Le plus tôt possible, et chaque fois que l'occasion se présente, notamment lors des visites postnatales ;

72.6.2. Contenu du counseling du post-partum

La patiente doit recevoir d'amples connaissances sur les :

–Particularités de l'accouchement sur utérus cicatriciel au décours de toute césarienne

–Nécessité d'éviter une éventuelle conception avant un an ;

Une information sera de nouveau dispensée lors de la consultation pré-conceptionnelle :

–Obligation de suivre toute grossesse ultérieure dans un hôpital offrant des soins obstétricaux d'urgence complets ;

–« Impossibilité » d'accouchement par voie basse après deux césariennes.

–Dispositions finales, en fin de séjour :

- Proposer une méthode moderne de planning familial pendant au moins un an ;
- Délivrer à la patiente un résumé clinique minimum comportant l'essentiel du compte rendu opératoire et précisant le pronostic obstétrical ;
- Établir un certificat médical prescrivant un repos médical de 6 semaines.

L'utérus cicatriciel, facteur de grossesse à risque majeur, dont l'accouchement se fait essentiellement par césarienne, les chances de l'épreuve utérine étant hasardeuses.

73.

Déchirure du périnée

73.1. Généralités

73.1.1. Définitions

Le périnée anatomique est l'ensemble des parties molles qui ferment en bas l'excavation pelvienne. Le périnée obstétrical concerne l'ensemble des parties molles situées entre l'orifice vulvo-vaginal et l'anus (Villot et al. 2016).

La déchirure du périnée est une condition anatomopathologique marquée par la solution de continuité portant sur les tissus sites entre le vagin net l'anus et peut être marquée par des lésions épithéliales vulvaires, musculaires, sphinctériennes ou de la muqueuse rectale (https://cngof.fr/app/pdf/RPC/RPC%20DU%20CNGOF/2018/CNGOF_RPC_2018-PPPO.pdf?x77258).

73.1.2. Intérêt

–Complications avec de graves conséquences sur le bien-être et la vie de la femme, à court, à moyen et à long terme.

–La fréquence des déchirures du périnée varie entre 5 à 15 % des accouchements avec les plus grandes proportions chez les primipares. Les formes avec atteinte sphinctérienne et muqueuse rectale sont rapportées entre 0,25 % et 6 % d'accouchements par voie basse selon les pratiques obstétricales.
(https://orbi.uliege.be/bitstream/2268/289833/1/Article%20d%C3%A9chirures.pdf)

73.1.3. Étiologie

–Pression exercée par la tête fœtale (étape d'expulsion) ;

–Absence d'épisiotomie à temps.

73.2. Classification des déchirures du périnée

-1e degré : muqueuse vaginale et de peau ;

-2e degré : muscles du périnée ;

-3e degré : sphincter anal ;

-4e degré : lésion de la muqueuse rectale.

(https://www.sciencedirect.com/science/article/abs/pii/S2468718918302794)

Les 3e et 4e degrés, considérés comme déchirures majeures, font partie des fistules recto-vaginales basses.

73.4. Réparation

73.4.1. Degré 1e

–Vicryl (2/0) ;

–Un plan ;

–Commencer à l'apex et revenir vers la base extérieure ;

–Sous anesthésie locale ;

NB. En salle d'accouchement.

73.4.2. Degré 2e

–Vicryl (2/0 ou 0) ;

-2 plans ;

–Sous anesthésie locale avec la lidocaïne 0,5 % ;

–Dose toxique : 4 mg/kg si non-adrénaline, 7 mg/kg si adrénaline ;

NB. En salle d'accouchement).

73.4.3 Degrés 3e & 4e

–Vicryl 1-2 ;

NB. Au bloc opératoire ;

–Sous anesthésie locorégionale.

Impose une sphinctéroplastie, une raphie des releveurs de l'anus et une périnéorraphie et pose de sonde rectale pour 7 jours (Villot et al. 2016).

73.5. Soins après épisiotomie/déchirure du périnée

73.5.1. Bain de siège

73.5.1.1. Composition

–Eau (1 litre) + 1 bouchon de Chlorhexidine ou de Bétadine bleue ;

–Eau tiède (1 litre) + ½ comprimé/demi-sachet de permanganate ;

–Eau tiède (1 litre) + 1 cuillère à soupe rase de sel.

73.5.1.2. Posologie

S'asseoir dans la solution et masser la plaie avec la solution, matin, midi et soir, et après chaque selle, renouveler la solution.

73.5.2. Traitement antibiotique

–Amoxicilline + acide clavulanic 1 000 g comp. x 2 par jour pendant 7 jours.

–Métronidazole 500 mg x 3/jour pendant 5 jours ;

–Paracétamol 1 000 mg x 3/jour pendant 3 jours.

La déchirure du périnée fait partie des traumatismes les plus fréquents des voies génitales. La prise en charge, essentiellement préventive, est possible grâce, entre autres, à l'épisiotomie.

74.

Épisiotomie

74.1. Généralités

74.1.1. Définition

L'épisiotomie est une solution de continuité chirurgicale réalisée sur le périnée obstétrical pour agrandir l'entrée du vagin afin de faciliter l'expulsion du fœtus (WHO et al. 2005).

74.1.2. Intérêt

–Prévention du risque de déchirures périnéales incontrôlées et plus graves ;

–Empêche le traumatisme du nouveau-né à la naissance.

La fréquence de pratique d'épisiotomie est variable dans la littérature avec des proportions de 10 à 20 %. Les proportions plus élevées sont retrouvées chez les primipares et peuvent aller jusqu'à 35 % (https://dumas.ccsd.cnrs.fr/dumas-03066421/document).

74.2. Classification

En fonction de l'orientation de l'incision, il existe trois types d'épisiotomie : médiane, latérale et médio-latérale (https://www.sciencedirect.com/science/article/abs/pii/S2468718919302053)

- L'incision médiane : axe vertical et maintenu droit vers l'anus à partir de l'ouverture du vagin et présente un plus grand risque de se propager jusqu'à l'anus, mais est plus facile à suturer.
- L'incision médio-latérale : effectuée à partir de la fourchette vulvaire et en biais, de façon à partir vers la gauche ou la droite de l'anus en suivant l'épine ischiatique. Elle est de loin la plus recommandée.
- L'épisiotomie latérale : effectuée horizontalement de la fourchette vulvaire vers la fesse du côté droit.

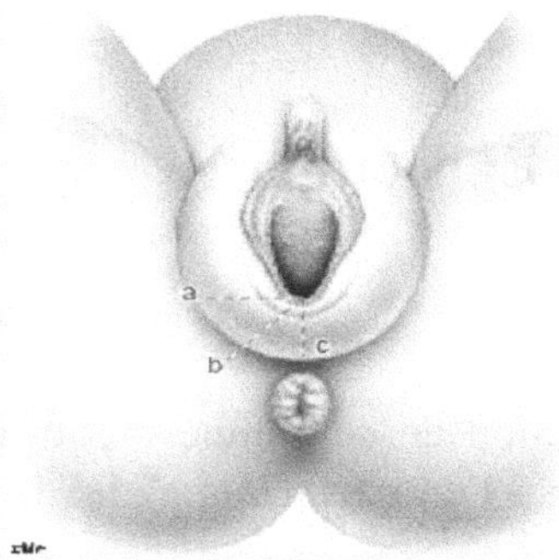

Figure 19. Épisiotomie

Source : https://fr.wikipedia.org/wiki/%C3%89pisiotomie

74.3. Indications

–Terrain fœtal : Fœtus fragile (prématurité, hypotrophie) ou en présentation dystocique (siège, défléchie, occipito-sacré) ;

–Incidence à l'accouchement : dystocie des épaules

–Accouchement instrumental : possibilité forceps/ventouse.

–Périnée pathologique

- Anatomie (étroitesse arcade pubienne, longueur réduite).
- Agressions (cicatrices de mutilation, rigidité périnéale).
- ATC chirurgicaux : périnéorraphie, fistules vaginales.

74.4. Matériel d'épisiotomie

- Paire de gants stériles ;
- Antiseptique ;
- Compresses stériles ;
- Xylocaïne à 1 ou 2 % pour l'anesthésie locale ;
- Seringues et aiguilles à usage unique ;
- 1 (une) paire de ciseaux courbes ;
- Fil semi-résorbable (Vicryl talle 2/0 ou 0) ;
- 1 (un) porte-aiguille ;
- 1 (une) pince à disséquer avec griffes ;
- Tampon vaginal ;
- Champ stérile troué.

74.5. Conduite de l'épisiotomie médio-latérale

74.5.1. Phase préparatoire à l'épisiotomie

–Réexaminer la patiente et spécifier les indications d'épisiotomie ;

–S'assurer de l'absence (rapportée) d'allergie à la lidocaïne et autres médicaments du même genre.

–Encouragement et soutien affectif à la patiente ;

74.5.2. Phase anesthésique

- Patiente en position gynécologique ;
- Toilette vulvaire avec une solution antiseptique ;
- Vérification du vagin ;
- Faire l'anesthésie suffisamment tôt pour que le produit ait le temps de faire effet ;
- Infiltration sous-épithéliale de la muqueuse vaginale, sous-cutanée du périnée et profonde dans les muscles du périnée avec 10 ml de solution de lidocaïne à 0,5 % ;
- À chaque fois, aspirer en tirant sur le piston pour s'assurer que l'aiguille n'a pas pénétré un vaisseau. Au cas échéant, changer de position puis l'enfoncer à nouveau ;
- Ne jamais injecter de lidocaïne si du sang remonte dans la seringue. Une injection de lidocaïne par voie intraveineuse pourrait provoquer des convulsions, et être fatale à la patiente ;
- Une fois la série d'injection terminée, attendre 2 minutes, pincer la région à inciser avec une pince souple. Si la patiente réagit au stimulus, attendre encore 2 minutes, puis repincer.

(https://fr.wikipedia.org/wiki/%C3%89pisiotomie).

74.5.3. Gestes d'incision

- Avant de réaliser l'incision, attendre que le périnée soit aminci et que 3 à 4 cm de la tête du fœtus soit visible lors des contractions.

–Enfiler des gants stériles, introduire deux doigts entre la tête fœtale et le périnée maternel ;

–Incision médio-latérale postérieure du périnée aux ciseaux, sur 3 à 4 cm sur la peau et 2 à 3 cm dans le vagin, afin de communiquer la paroi vaginale postérieure et intérieure ;

74.5.4. Gestes finaux de l'épisiotomie

–Soutenir la tête et les épaules fœtales pendant le dégagement, en s'assurant de l'effectivité de la rotation et que les épaules sont bien dans l'axe médian pour parvenir une extension de l'épisiotomie ;

–Examiner parturiente à la recherche d'éventuelles extensions de l'épisiotomie et d'autres lésions et, le cas échéant, procéder à la réfection.

74.5.5. Suture de l'épisiotomie

- Elle se fait en trois plans
- Appliquer une solution antiseptique autour de l'incision ;
- Suturer la muqueuse vaginale par un surjet de fil 2/0 :
- Débuter la suture à 1 cm au-dessus de l'apex de l'incision et revenir vers l'orifice vaginal, y affronter les berges de l'incision ;
- Suturer les muscles du périnée par des points séparés de fil 2/0 ;
- Suturer la peau en points séparés/surjet intradermique au fil 2/0 ;
- Si l'épisiotomie s'étend au sphincter anal et à la muqueuse rectale : procéder comme pour une déchirure complète :

74.5.6. Soins postépisiotomie

- Appliquer un pansement stérile ;
- S'assurer de l'absence de saignement ;
- Faire un toucher vaginal rectal ;
- Soins biquotidiens avec antiseptiques ;
- Antibiothérapie si nécessaire (non systématique).

74.6. Complications

- À court terme : hématome de la vulve ;
- À moyen terme : infection, lâchage des sutures ;
- À long terme : dyspareunies temporaires ou persistantes.

L'épisiotomie, acte chirurgical nécessaire à la prévention des déchirures incontrôlées du périnée, doit être menée avec tact et méthode, dans des conditions optimales.

75.

CAT face à un accouchement septique

75.1. Généralités

75.1.1. Définition

L'accouchement septique est une situation marquée par la naissance d'un enfant en dehors du cadre approprié garantissant les bonnes conditions de prévention des infections, il peut s'agir d'un accouchement inopiné sur le chemin de l'hôpital ou d'un accouchement organisé par la famille à domicile). L'accouchement à domicile représente 10 à 15 % d'accouchement en Afrique (https://www.cairn.info/revue-sante-publique-2009-5-page-499.htm).

75.1.2. Pronostic

–L'accouchement septique est souvent compliqué de 10,5 à 21,5 % des hémorragies et des rétentions placentaires et des déchirures du périnée (Bi Vroh JB et al. 2009).

–Risque encouru par la maman et le bébé en absence des premiers soins qui peuvent s'avérer indispensables (TME, RU).

75.1.3. Facteurs favorisants

–Absence et/ou mauvais suivi prénatal ;

–Grande multiparité ;

–Manque de moyens de déplacement (transport) ;

–Éloignement des centres de santé

75.2. Diagnostic

75.2.1. Circonstances de diagnostic

–Taxi garant devant l'hôpital, le fœtus et la mère, cordon non sectionné ;

–Taxi garant devant l'hôpital, le fœtus et la mère, le cordon déjà sectionné ;

–Taxi garant devant l'hôpital, avec la mère le fœtus et placenta extériorisés.

75.2.2. Évaluation du risque

–État général de la mère ;

–Respiration fœtale.

75.3. Prise en charge

75.3.1. Prise en charge du nouveau-né

i. Cordon non sectionné : le faire de manière septique ;

ii. Cordon sectionné : récupérer le fœtus pour lui prodiguer les soins essentiels ;

iii. Fœtus et placenta extériorisés : risque d'asphyxie néonatale, alors, soins de réanimation avant soins essentiels ;

iii. Sérum antitétanique 250 UI IM ;

iv. Si VIH/HVB : soins spécifiques ;

v. Plan de vaccination.

75.3.2. Prise en charge de la mère

i. GATPA ;

ii. Gestion d'éventuelles complications (déchirure, hémorragies, choc) ;

iii. En absence de VAT ou en cas rappel dans les 10 ans : sérovaccination (SAT 250 UI en IM +1 seringue préremplie de 0,5 ml en IM, sur deux membres différents) ;

iv. ATB à large spectre ;

v. Plan de vaccination.

L'accouchement septique, situation à risque pour la mère et le fœtus, devra bénéficier d'une prise en charge, appropriée et exhaustive, afin d'éviter des complications à la gravité inestimable.

SECTION XVII

ACCOUCHEMENT PAR VOIE HAUTE

76.

Informations et consentement éclairé pour césarienne

76.1. Généralités

76.1.1. Définition

La fiche d'information et de consentement éclairé est un document qui permet au personnel de santé lors d'un entretien de fournir à un individu des informations et des explications relatives à un soin ou à la participation comme sujet dans un travail de recherche, afin que ce dernier ait une idée des tenants et aboutissants de l'acte, avant de décider, en toute connaissance de cause, de sa participation.

Dans le cas présent, il s'agit des préalables qui permettent au médecin de pratiquer l'accouchement par voie haute, mode d'accouchement qui impose le plus souvent l'avis de la gestante que ce soit élective ou en urgence (file:///C:/Users/HP/Downloads/CCD-Scoping-Review-Brief_final.pdf).

Le plus souvent, il existe une fiche pour l'information pour animer la discussion et une fiche pour le consentement qui doit être signée.

76.1.2. Intérêt

Une bonne connaissance du traitement auquel le patient sera soumis est importante pour son adhésion. Aussi faudra-t-il lui délivrer, autant que possible, toutes les informations (utiles) sur situation (grossesse et devenir), la prise en charge et le pronostic à court terme, moyen terme et long terme.

76.1.3. Présentation

Sous forme de questionnaire structuré.

Identité de la parturiente : Madame _________________

–Objectif du message délivré par le médecin : expliquer les principes, les avantages et les désagréments/inconvénients possibles de l'opération.

–Objectif de la fiche :

- Renforcer les informations déjà apportées oralement par le médecin ;
- S'assurer que rien n'est oublié (une sorte de check-list).

76.2. Contenu de la fiche

76.2.1. Connaissance sur la césarienne

Q : Qu'est-ce que la césarienne ?

R : La césarienne est l'accouchement par une double incision (abdomen et utérus).

Q : Comment se passe l'opération ?

R : L'intervention est généralement réalisée sous anesthésie locorégionale (péridurale ou rachianesthésie), cependant, une anesthésie générale est parfois nécessaire, selon le cas, par décision (concertée/argumentée/consensuelle) du chirurgien et de l'anesthésiste.

Q : De l'ouverture de l'abdomen

R : Elle se fait généralement, pas systématiquement, par une incision horizontale. Toutefois, l'on peut choisir une incision plutôt verticale, compte tenu des antécédents ou autres circonstances particulières.

Q : De l'ouverture de l'utérus ?

R : L'ouverture de l'utérus permet d'extraire l'enfant, immédiatement remis au pédiatre.

Les parois de l'utérus et de l'abdomen sont ensuite suturées.

Q : pronostique : des éventuelles complications de la césarienne ?

R : Éventuelles lésions des organes voisins de l'utérus :

✓ Blessure de l'intestin, des voies urinaires ou des vaisseaux sanguins, nécessitant une prise en charge chirurgicale spécifique ;

✓ L'hémorragie provenant de l'utérus peut mettre en danger la vie de la patiente et/ou du bébé d'où la nécessité de prévoir une éventuelle transfusion sanguine ou de produits dérivés du sang ;

✓ Hystérectomie : envisager l'ablation de l'utérus pour contenir le saignement, au cas où les traitements médicaux et chirurgicaux conservateurs s'avèrent inefficaces.

Q : Des éventuelles complications postopératoires ?

R : Elles sont classées en immédiates, à moyen et à long terme.

✓ Complications immédiates (dans les premières 24 heures) :

Éventuelles douleurs, nécessitant parfois le traitement aux antalgiques puissants.

✓ Au-delà de 24 heures :

–Hématome (éventuel) ou infection (abcès) de la cicatrice nécessitant le plus souvent de simples soins locaux. Une infection urinaire n'est pas à exclure.

–Hémorragie ou infection sévère (exceptionnellement) nécessitant des traitements spécifiques, voire une autre opération.

–Maladie thrombo-embolique : sauf cas particulier, un traitement anticoagulant est nécessaire pendant l'hospitalisation (5 à 7 jours), afin de réduire le risque de thrombose (formation caillots dans une veine des jambes) ou d'une embolie pulmonaire.

Comme toute grande chirurgie, la césarienne peut supposer, très exceptionnellement, un risque vital ou de séquelles graves.

✓ À long terme

Au bout de trois à six mois, une éventuelle aménorrhée par synéchie (le syndrome de Sheehan), bien que rare, n'est pas inexistante.

75.2.2. Des soins après césarienne

Q : De l'hospitalisation ?

R : Les suites de césarienne, notamment la durée d'hospitalisation, sont un peu plus longues que celles d'un accouchement par voie basse.

Q : Existe-t-il des inconvénients ou des risques ?

R : La césarienne est une intervention courante dont le déroulement est généralement simple (dans la majorité des cas).

Q : De l'alimentation après césarienne ?

R : Vous pourrez allaiter (et vous occuper de votre bébé comme après un accouchement par voie basse).

75.2.3. Perceptions de la césarienne

Césarienne et accouchements ultérieurs

Q : Césarienne et possibilité de futures grossesses

La césarienne empêche-t-elle de concevoir ?

R : La césarienne n'empêche pas de retomber enceinte.

L'accouchement par voie basse peut d'ailleurs être envisagé pour les grossesses ultérieures.

75.2.4. Des soins infirmiers relatifs à la césarienne

Q : Des soins peropératoires ?

R : Consultation préanesthésique systématique avant toute césarienne.

Vous serez conduite au bloc opératoire, une perfusion vous sera placée, et l'on procèdera à l'anesthésie.

L'anesthésie générale est faite au dernier moment, après tous les préparatifs de la césarienne.

Q : Des soins postopératoires précoces ?

R : Quelques heures de surveillance en salle de réveil

Retourner dans votre chambre.

Une sonde urinaire, et la perfusion intraveineuse sont généralement laissées en place pendant les 24 premières heures postopératoires et exceptionnellement, davantage.

Éventuel petit drain (tuyau) placé pour quelques jours sous la paroi de l'abdomen.

Q : De l'alimentation en postcésarienne ?

R : Reprise d'une alimentation normale en général dans les deux jours postcésariens.

Q : Du terme de l'hospitalisation

La sortie a généralement lieu le 5e jour postopératoire.

Q : D'éventuels désagréments

R : Éventuel saignement vaginal modéré, banal pouvant durer jusqu'à 3 semaines ;

Vous pouvez recourir aux couches de protection pendant quelques jours après la césarienne.

Q : De l'activité sexuelle

R : Attendre la fin du saignement pour reprendre une activité sexuelle (avec pénétration).

Q : Du suivi

R : Au retour à domicile, toujours informer votre médecin en cas de signes d'alerte : douleurs, saignements, vomissements, fièvre, plaintes aux mollets ou toute autre éventuelle anomalie/désagrément.

Signature du consentement

J'ai eu un entretien d'information avec le Dr ______. J'ai compris ses explications et j'ai pu poser toutes les questions qui m'intéressaient.

Je donne mon accord pour l'intervention prévue, de même que pour d'éventuels amendements qui s'avéreraient nécessaires au cours de l'opération.

A _______, le_________.   Nom et signature de la patiente

Au cours de l'entretien d'information et consentement éclairé, le personnel de santé doit être capable de répondre aux éventuelles préoccupations non mentionnées dans le questionnaire, qui est une sorte une fiche d'orientation, dont flexible.

77.

Soins préopératoires

77.1. Généralités

77.1.1. Définitions

L'anxiété préopératoire est un malaise physique et psychologique dont l'apparition est consécutive à la possibilité d'une intervention chirurgicale. Cet état impose un entretien préventif avec la patiente (https://www.sciencedirect.com/science/article/abs/pii/S0003448710002234).

Les soins physiques représentent l'ensemble de mesures adoptées et implémentées sur le corps de la patiente afin de garantir la qualité de la chirurgie et son pronostic.

77.1.2. Intérêt

–La préparation physique contribue à la prévention des infections et la préparation psychologique à une meilleure adhésion/tolérance de l'intervention par la patiente.

–L'option chirurgicale engage la responsabilité de l'équipe opératoire tout entière.

–Les soins sont cutanés, digestifs et psychiques.

77.2. Soins cutanéo-muqueux

Bain corporel, ablation des ongles, protection de la greffe/chevelure.

En effet, la veille de l'intervention au soir, la patiente doit se laver, au détergent et à grande eau, se tailler les ongles, enlever le vernis ; le matin de l'opération, elle doit se protéger les cheveux à l'aide d'un chapeau chirurgical, mettre une tenue appropriée avant l'accès en salle

77.3. Préparation digestive

Ensemble des mesures adoptées et implémentées pour vider (autant que possible) le contenu de l'appareil digestif en vue d'une intervention chirurgicale.

Il existe deux composantes : alimentaire et physique

77.3.1. Composante alimentaire

D'abord, aliments fluides (essentiellement fruits et légumes) au cours des 3 jours qui précèdent l'intervention ;

Ensuite, la cessation de toute alimentation, au moins 6 heures l'intervention. Cette mesure est recommandée à toutes les patientes.

77.3.2. Composante physique

Elle consiste à un lavement évacuateur, à l'eau savonneuse. Cette mesure est indiquée pour toutes patientes avant l'intervention.

77.3.3. Composante pharmacologique

Elle consiste à prendre des laxatifs avant l'intervention (habituellement du X-Prep, 1 sachet la nuit avant l'intervention, couplé à l'absorption d'au moins 6 litres d'eau).

Le lavement évacuateur vise à vider le colon dans le but de favoriser un meilleur déroulement de l'intervention chirurgicale.

77.4. Préparation psychologique

Encore connue sous la dénomination de counseling, la préparation psychologique, ensemble de soins prodigués à la patiente et ne faisant pas appel à la pharmacologie, a pour but de l'aider à mieux accepter et à mieux tolérer le traitement (intervention). Elle va de la connaissance de la pathologie, au support sociocommunautaire en passant par le traitement.

Toute patiente en attente d'une chirurgie abdominale, en particulier la césarienne, doit au préalable bénéficier d'une prise en charge cutanéo-muqueuse, digestive et psychologique.

78.

Préparation de l'environnement chirurgical

78.1. Généralités

78.1.1. Définition

L'environnement chirurgical est un concept qui désigne tout ce qui de près ou de loin peut influencer le processus de déroulement de l'intervention ou son pronostic et non seulement les surfaces du lieu de la chirurgie. Autrement dit, il ne faut pas comprendre l'environnement chirurgical comme le lieu de la chirurgie.

Il faut toutefois noter que dans beaucoup de documents, il s'agit essentiellement des surfaces avec risque d'infections nosocomiales et en particulier celles liées aux germes de l'environnement hospitalier (file :///C : /Users/HP/Downloads/3058-Article%20Text-8876-1-10-20140331.pdf).

78.1.2. Intérêt

Ensemble de ressources (documentaires, infrastructurelles, matérielles, humaines) nécessaires à la réalisation d'un acte chirurgical.

Les ressources documentaires constituent un élément essentiel et regroupent le dossier du patient, avec tous documents nécessaires.

Facilite l'opération en toute sérénité, avec la certitude de disposer de tout ce dont on a besoin, et de maîtriser toutes les indications pour leur utilisation.

78.2. Dossier de la patiente

78.2.1. Observation clinique

Le dossier de la patiente, ouvert dès le tout premier contact, complété progressivement au cours du suivi pré, per et postopératoire, contient 3 principaux volets.

L'observation regroupe toutes les informations obtenues selon la démarche ACP (anamnèse, clinique, et paraclinique) et un résumé syndromique. Tout cela permet d'avoir des hypothèses diagnostiques en vue du bilan complémentaire nécessaire pour la discussion diagnostique, qui va garantir l'orientation thérapeutique.

78.2.2. Consultation anesthésique

Elle précise l'option d'anesthésie, les besoins de prémédication, les prévisions transfusionnelles.

78.2.3. Information à la patiente et consentement éclairé

Il s'agit du *counseling* sur la pathologie, les possibilités de prise en charge et le pronostic.

La patiente reçoit des informations sur le type d'anesthésie et le type de procédure opératoire qui seront adoptés pour son cas. Elle est aussi entretenue sur les avantages et d'éventuelles contraintes et désagréments qui pourraient s'imposer à la chirurgie (transfusion sanguine, passage de l'anesthésie locorégionale en anesthésie générale), sans ignorer des échecs et les succès mitigés comme, en cas de fistule obstétricale (fermeture avec incontinence urinaire).

78.2.4. Consentement éclairé

Après avoir suivi toutes les explications, la patiente est libre de donner son « consentement éclairé » pour le traitement proposé, en apposant sa signature ou tout simplement son empreinte digitale, sur la fiche prévue à cet effet.

78.2.5. Programmation opératoire

La patiente à opérer a été préalablement enregistrée dans le programme opératoire du service. Cette programmation permet à l'équipe soignante de préparer les consommables et instruments nécessaires pour la chirurgie.

Il importe de toujours revérifier la programmation sur la fiche et le tableau du bloc opératoire afin de s'assurer que la chirurgie à réaliser est effectivement celle qui est programmée (le manquement à une telle observance peut causer la confusion de patientes).

L'insistance sur les particularités vaut bien la peine, c'est le cas de la voie d'abord qui peut être ajoutée à l'indication (hystérectomie, FVV par voie vaginale, abdominale ou mixte).

78.3. Équipe opératoire

Le pronostic d'une chirurgie impose une équipe appropriée. À titre d'exemple, pour la chirurgie vaginale (hystérectomie, fistule, prolapsus) l'on a besoin normalement d'un chirurgien principal, de deux aides, d'un instrumentiste et d'un soignant de salle. L'équipe d'anesthésistes est constituée d'un médecin et d'un infirmier.

78.4. Matériel chirurgical

Ensemble d'éléments physiques non directement liés à la patiente, mais qui ont une importance capitale dans le déroulement de l'intervention et son succès.

Le matériel chirurgical comprend les consommables, les instruments et le bloc opératoire.

78.4.1. Consommables

Il y a des consommables spécifiques à chaque type de chirurgie et ceux-ci peuvent être adaptés. Dans certains centres, la patiente elle-même doit s'en procurer : il faudra alors vérifier, à l'aide d'une check-list préétablie, tout est en place. Dans d'autres centres par contre, des kits préparés, en fonction du type de chirurgie, sont disponibles en pharmacie. Dans tous les cas, il faut s'assurer de la disponibilité que le kit est adapté au type de chirurgie.

78.4.2. Instruments

S'assurer de la disponibilité des instruments nécessaires pour la chirurgie des fistules déjà la veille de l'intervention. La liste illustrée est contenue dans la section consacrée aux soins peropératoires.

78.4.3. Salle d'opération

Il faut s'assurer également de la disponibilité de la salle de l'opération (propreté, fonctionnalité des équipements, éclairage, table opératoire, table à instruments, sièges, climatisation, récipients).

Une bonne préparation de l'environnement chirurgical permet d'éviter les désagréments et d'éviter certaines ressources (humaines et matérielles), préjudiciable pour le pronostic de l'intervention.

79.

Compte rendu opératoire (CRO)

79.1. Généralités

79.1.1. Définition

Le compte rendu opératoire est un constituant du dossier médical d'un patient ayant bénéficié d'une intervention chirurgicale, faisant état de l'état de santé du patient avant l'opération, de l'équipe opératoire, des conditions opératoires, des trouvailles, des gestes et soins proposés (https://docteur-benchimol.com/le-compte-rendu-operatoire.html).

79.1.2. Intérêt

Le compte rendu opératoire en tant que descriptif du déroulement d'une intervention chirurgicale constitue une sorte de « mémoire » qui permet de juger de la qualité de l'acte opératoire réalisé, et peut être transmis aux différents professionnels de santé devant participer à la prise en charge de la personne opérée. Il est nécessaire pour le suivi opératoire, à court, moyen ou long terme.

79.2. Contenu du compte rendu opératoire

79.2.1. Phase de préopératoire

–État civil ;

–Équipe opératoire ;

–Anesthésie et soins anesthésiques ;

–Installation ;

–Évaluation sous-anesthésie ;

–Soins du site, y compris le drapage.

79.2.2. Phase d'incision

–Incision ;

–Attitudes techniques ;

–Trouvailles ;

–Gestes ;

–Difficultés ;

–Incidents ;

–Saignement (quantité) ;

–Fermeture.

79.2.3. Soins postopératoires

–Pansement ;

–Heure de fin ;

–Paramètres à la fin (TA, pouls, FR, diurèse avec couleurs) ;

–Soins prescrits ;

–Hydratation ;

–Médicaments ;

–Mobilisation ;

–Ablation des drains et sondes ;

–Reprise de l'alimentation ;

–Consignes particulières.

79.2.4. Pronostic envisagé

–À court terme ;

–À moyen terme ;

–À long terme.

Le rapport d'une intervention chirurgicale, élément fondamental pour le suivi de la patiente, à court, moyen et long terme, se doit d'être exact, précis et exhaustif.

SECTION XVIII

PRATIQUES DU POST-PARTUM

80.

Soins (généraux) du nouveau-né

80.1. Généralités

80.1.1. Définition

Soins au nouveau-né : ensemble de mesures adoptées et implémentées pour aider le nouveau-né à bien s'adapter à l'environnement extra-utérin (Pejoan et al. 2010), son nouveau biotope.

80.1.2. Intérêt/pertinence

L'absence des soins, parfois intensifs (réanimation), peut entraîner des complications à court, moyen et long terme.

80.1.3. Classification des soins au nouveau-né

L'on distingue, d'une part des soins essentiels généraux, et d'autre part, et des soins de réanimation.

80.2. Du score d'Apgar

80.2.1. Déterminants du choix de type de soins à administrer au nouveau-né : le score d'Apgar

Tableau 54. Évaluation du bien-être néonatal

Signes objectivés	Cote attribuée		
	0	1	2
Rythme cardiaque	Nul	< 100 bpm	≥ 100 bpm
Réactivité à la plante de pieds	Pas de réponse	Petit mouvement	Mouvement net plante du pied
Cris (respiration)	Absents	Faibles	Vigoureux
Tonus musculaire	Inertie	Flexion modérée	Bonne flexion des extrémités
Couleur de la peau	Bleue ou pâle	Téguments roses et extrémités bleues	Extrémités uniformément roses

Source : https://urgences-serveur.fr/IMG/article_pdf/score-d-apgar_a1113.pdf

80.2.2. Interprétation du score d'Apgar et CAT

Résumés dans le tableau si après.

Tableau 55. Résultat, interprétation et CAT

Résultat	Interprétation	CAT
[1-3]	Mort apparente	Réanimation
[4-6]	Asphyxie néonatale modérée	Réanimation
[7-10]	Bon état néonatal.	Soins généraux/essentiels

Source : P. M. Tebeu

80.3. Des soins généraux

1. Soins du cordon ;
2. Prévention et PEC hypo/hyperthermie du nouveau-né ;
3. Allaitement maternel exclusif immédiat (dans l'heure suivant la naissance) ;
4. Soins oculaires (prévention et prise en charge de la conjonctivite gonococcique du nouveau-né) ;
5. Vaccinations (dès la naissance) contre

–Bacille Calmette-Guérin (BCG) :

–DT-Coq ; et

–VHB (OMS).

6. Vitamine K 1 mg IM le jour de la naissance
7. Soins essentiels spéciaux en cas de :

–Macrosomie ;

–Nouveau-né prématuré et/ou de faible poids de naissance ; et

–NN de mère diabétique.

En principe, le nouveau-né devrait faire ses premiers pas hors des entrailles maternelles sans préoccupation particulière. Malheureusement, il arrive que les choses ne se passent pas aussi bien que souhaité. D'où la nécessité de maîtriser, non seulement des soins généraux, mais aussi les soins spéciaux, orientés par l'Apgar pour parer à toutes éventualités.

81.

Réanimation du nouveau-né (soins intensifs)

81.1. Généralités

81.1.1. Définition

Réanimation du nouveau-né : prise en charge urgente, par des gestes ordonnés et coordonnés, d'un nouveau-né dont le score d'Apgar à la première minute est inférieur à 7, en particulier un nouveau-né qui n'a pas poussé de cri (Chamberaud et al. 2009).

81.1.2. Intérêt

De manière générale, environ 10 % des nouveau-nés ont une indication de réanimation néonatale. La réanimation avec ventilation positive est nécessaire chez 3 % de nouveau-nés et une réanimation plus intensive avec compressions thoraciques et adrénaline est pratiquée chez 0,1 % de nouveau-nés (https://sfar.org/wp-content/uploads/2017/10/Lode-Reanimation-du-nouveau-ne-en-salle-de-naissance.pdf).

81.2. Préalables

–Toujours s'assurer de la disponibilité (vérifier et apprêter) du matériel nécessaire avant l'accouchement ;

–Respecter les règles de la prévention des infections ;

–Lutter contre l'hypothermie du nouveau-né ;

–Procéder à l'évaluation clinique (score d'Apgar) ;

–Positionner la tête du nouveau-né légèrement en extension afin de dégager les voies respiratoires.

81.3. Méthodes

1. Désobstruction ;
2. Oxygénation ;
3. Massage cardiaque ;
4. Intubation ;
5. Administration des médicaments :
   –Calcium ;
   –Glucosé hypertonique ;
   –Bicarbonate de sodium.

81.4. Conduite des soins de réanimation

Elle dépend du score de l'Apgar et est classée en trois niveaux :

- ✓ Score d'Apgar entre 4 et 6 (Niveau 1 de réanimation)
- ✓ Score Apgar entre 1 et 3 (Niveau 2 de réanimation)
- ✓ Stagnation/dégradation de l'Apgar (Niveau 3 de réanimation).

81.4.1. Score d'Apgar entre 4 et 6

–Positionner l'enfant : tête en hyperextension ;

–Stimuler par de petites tapes sur les pieds, le dos puis ;

–Ventilation par masque 2 fois avec de l'oxygène pur ;

Évaluer, et continuer en fonction du résultat ;

- Amélioration : poursuivre les soins classiques au nouveau-né.
- Stagnation ou dégradation du score d'Apgar : passer à la phase 2 de réanimation.

81.4.2. Score Apgar entre 1 et 3

–Intervention immédiate de l'anesthésiste, puis ;

–Sécher rapidement le nouveau-né ;

–l'envelopper dans un linge sec et chaud en libérant le visage et la poitrine) ;

–Installer le nouveau-né sur une surface propre et chaude ;

–Désobstruction des voies aériennes ;

–Ventilation au masque. Oxygène si possible.

Réévaluer, et continuer en fonction du résultat ;

- Amélioration : poursuivre les soins classiques au nouveau-né.
- Stagnation ou dégradation du score d'Apgar : passer à la phase 3 de réanimation.

81.4.3. Stagnation/dégradation de l'Apgar)

–Répéter la désobstruction bucco-pharyngée et des fosses nasales ;

–Répéter la ventilation manuellement avec l'embout ;

–Appeler le médecin réanimateur ;

–Transférer le nouveau-né en néonatalogie ;

–Ventilation par masque si nécessaire : 30 fois par minute ;

–Doucement et à moindre volume pour éviter un pneumothorax (surveiller le mouvement de thorax) ;

–Légère pression épigastrique toutes les minutes pour évacuer l'air inhalé dans l'estomac ;

–Massage cardiaque externe, en cas de bradycardie ;

- Appliquer les deux pouces sur la partie inférieure du sternum, les autres doigts placés en arrière sur les rachis ;

- Effectuer une dépression d'environ 10 à 5 mm, 120 fois/min ;
- Une respiration pour 4 compressions thoraciques ;

–Entre-temps, injecter 3 ml de glucose à 50 % dilué (à 10 % en ajoutant 4 parts d'eau distillée, soit 12 ml) dans la veine ombilicale ;

–Préparer l'épinéphrine : 1 ampoule à 1 ml/1 mg diluée dans 9 ml d'eau pour obtenir une solution de 0,1 mg/ml ;

–Injecter 0,5 ml de la solution diluée par la veine ombilicale, ou en sous-cutané ou intra-trachéal ;

–Dernière évaluation et actions selon le résultat ;

✓ Réanimation réussie : antibiothérapie selon le protocole.

✓ Au bout de 20 minutes de réanimation sans retour à la vie : reconnaître l'échec.

La réanimation néonatale peut s'avérer indispensable pour la vie du bébé. Il faut toujours l'envisager et disposer des ressources humaines et matérielles en salle de naissance.

82.

Conseils de contraception du post-partum

82.1. Généralités

82.1.1. Définition

La contraception du post-partum est l'ensemble des moyens utilisés de manière transitoire ou réversible immédiatement après la naissance ou dans les six semaines qui la suivent afin d'éviter la survenue d'une grossesse (https://www.has-sante.fr/upload/docs/application/pdf/2015-02/1e_maj-contraception-post-partum-060215.pdf) ; (Dechambre 1864).

La ligature des trompes et la vasectomie, initialement qualifiées de méthodes radicales, sont désormais considérées comme réversibles au regard des évolutions technologiques chirurgicales (Quevauvillier et al. 2009).

82.1.2. Intérêt

Les conseils relatifs au planning familial et à la contraception sont d'autant plus importants que certaines circonstances rendent une grossesse rapprochée de la précédente dangereuse pour la mère.

Par ailleurs, en post-partum, la femme ne peut compter sur le calendrier menstruel pour cibler la période ovulatoire et par conséquent, éviter naturellement la survenue d'une éventuelle grossesse.

82.1.3. Rappels

Chez une nouvelle accouchée n'allaitant pas, l'ovulation est possible dès le 25e jour post-partum, suivie des premières règles, dès le 40e jour. Ainsi, le retour de couche, qui marque la fin du post-partum.

Le choix de la méthode contraceptive doit, évidemment, tenir compte des critères cliniques de recevabilité tels que définis et suggérés par l'OMS, en 4 classes (naturelles, hormonales, endo-utérines, barrière).

82.2. Méthodes contraceptives indiquées en post-partum

La méthode contraceptive normale peut se résumer à la méthode d'allaitement maternel et de l'aménorrhée, en abrégé MAMA.

MAMA est une méthode de contraception naturelle et à court terme pour les mères qui allaitent.

✓ Efficacité de la MAMA

La MAMA offre une protection contraceptive de 98 % dans les 6 premiers mois post-partum lorsque les conditions sont correctement remplies en respectant les conditions suivantes :

–Allaitement exclusivement au lait/sein maternel ;

–Au moins une tétée toutes les 3 à 4 heures (6 à 8 tétées/jour), de jour comme de nuit ;

–Aménorrhée persistante/absolue après 5 jours post-partum (pas de saignement vaginal après j5 pp).

✓ Limites de la méthode MAMA

–Contraintes professionnelles

De nombreuses femmes ont tendance à introduire plus rapidement des suppléments et à allaiter moins longtemps/et moins fréquemment, afin de pouvoir reprendre une activité professionnelle.

–Contraintes physiques

Certaines pathologies du post-partum limitent le respect des conditions de la MAMA.

Face à ces contraintes, à la maternité du CHU de Yaoundé, il est conseillé d'associer à la MAMA une autre méthode contraceptive (supplémentaire).

82.2.1. Contraception hormonale

Elle consiste à la prise de la pilule.

Il existe deux types de pilules :

82.2.1.1 La pilule œstroprogestative (COC)

–Déconseillée pendant la période d'allaitement à cause des risques thrombo-emboliques, et de perturbation de la production de lait.

–Si la COC apparaît comme le seul moyen de contraception indiqué vu les facteurs médicaux, psychosociaux et les désirs de la femme, il est conseillé d'attendre que l'allaitement soit bien installé (3 à 4 semaines) avant de la prescrire/l'utiliser.

–En ce qui concerne le passage d'hormones dans le lait, il est établi que la dose est infime et que jusqu'à présent, elle ne présente aucun danger pour le bébé.

82.2.1.2. Pilule progestative

N'interférant pas sur la production du lait, la pilule progestative peut être prescrite dès la sortie de la maternité aux femmes qui le désirent. Conseillé de commencer dès le 10e j post-partum.

Des conseils doivent être donnés sur des aspects spécifiques :

–l'importance d'une prise continue et à heure fixe (délai max. 2 heures) ;

–Efficacité : la pilule progestative n'est pas aussi efficace que les œstroprogestatifs, mais reste excellente chez la femme qui allaite ;

–Des saignements irréguliers, souvent sous forme de spotting, peuvent apparaître.

iii. Injectables et implants (Raccah-Tebeka et al. 2015)

N'interférant pas sur la production du lait, la pilule progestative est particulièrement indiquée en post-partum, dès le 4e jour.

–Aussi particulièrement, peut être indiquée chez :

- Les femmes qui présentent des contre-indications ou des résistances importantes à toute méthode contraceptive/aux autres méthodes (pilule, stérilet, préservatif…)
- Les femmes jeunes souffrant de migraine avec aura (des contraceptifs purement progestatifs autant que possible) ;
- Les femmes présentant de graves problèmes psychosociaux (toxicomanie, troubles psychiatriques, retard mental).

–Il importe aussi de tenir compte de l'acceptabilité des effets secondaires : métrorragies, aménorrhée, retour lent à la fertilité.

82.2.1.3. Récapitulatif des contraceptifs oraux

Moyen hormonal féminin d'éviction de la grossesse. Il se présente sous la forme de comprimés à prises quotidiennes/périodiques communément appelés « pilules contraceptives », ou plus simplement « pilule ».

En fonction du principe actif, l'on distingue les pilules contraceptives progestatives et œstroprogestatives (https://fr.wikipedia.org/wiki/ Contraception_orale).

Tableau 56. ***Contraceptifs oraux***

Type	Composition		Exemple	Précautions
		Monophasique^{+} (30 micg)	–Minidril (21) ^{R} –Varnoline (21) ^{R}	Agit peu sur le lait si sécrétion bien installée
Combinés	Minidosé (20-40 micg EE)	Biphasique^{+} (30 + 40 micg)	–Adépal (7/14) ^{R} –Miniphase (11/10) ^{R}	Agit peu sur le lait une fois sécrétion bien installée
		Triphasique^{-} (30+40+30micg)	–Trinordiol (6/5/10) ^{R} –Triella ^{R}	CIND
	Normodosé (50 micg EE)	Monophasique^{-}	–Stediril (21) ^{R} –Millianolvar (21) ^{R}	CIND
		Biphasique^{-}	–Gynophase (11/10) ^{R}	CIND
Séquentiels	(50-100 mic g EE)	–	–Ovanon (50 micg) ^{R} –Norquentiel (100 micg) ^{R}	Bien si nécessité inhibition allaitement
Micropilule	(0 micg EE)	–	–Microval ^{R} –Milligynon ^{R}	–Bien indiquer quand HTA

Source : https://fr.wikipedia.org/wiki/Contraception_orale

82.2.3. Méthode endo-utérine

Comme indiqué dans le premier volume du document, elle se résume en dispositif intra-utérin (DIU), plus connu comme stérilet.

La pose du DIU (en cuivre) se fait généralement 6 à 8 semaines après l'accouchement (même par voie haute).

Toutefois, elle peut se faire dans les 48 heures post-partum, en post-partum immédiat, voire pendant la césarienne.

Pour une femme qui allaite, le DIU semble être tout particulièrement indiqué, pour deux raisons :

Tout d'abord, il permet de maintenir une continuité de la contraception après les deux premiers mois de contraception par allaitement.

Ensuite, comme déjà dit, il n'interfère pas sur l'allaitement.

Les autres méthodes contraceptives réversibles

82.2.4. Stérilisation

La ligature des trompes ou stérilisation tubaire est une procédure chirurgicale utilisée comme méthode de contraception considérée initialement comme permanente et définitive chez les femmes. (https://www.livi.fr/en-bonne-sante/ligature-des-trompes-tout-savoir-sur-cette-methode-contraceptive/).

Elle est de plus en plus réversible au regard des évolutions de techniques chirurgicales, ce qui lui permet d'être bien classée comme une méthode de contraception.

Le nombre d'enfants, l'âge, le sexe des enfants occupent-ils une place de choix dans la discussion pour la stérilisation irréversible, chez la femme comme chez l'homme ?

82.3. Reprise des rapports sexuels/pénétration

La question de reprise des rapports sexuels (avec pénétration) doit tenir compte aussi bien du point de vue médical/biologique que psychologique.

Sur le plan médical, il n'y a pas de restriction, mais il faut tenir compte de la cicatrisation de l'épisiotomie ou de la césarienne ainsi que des lochies, qui durent environ 15 jours.

En ce qui concerne la dimension psychologique, la femme doit pouvoir tenir compte de ses propres désirs et de ceux de son partenaire, d'autant plus que la libido du couple est souvent modifiée/affectée après la venue au monde d'un enfant.

82.4. Synthèse des méthodes de contraception en post-partum

La femme en post-partum doit être informée des possibilités d'éviction de la grossesse grâce aux multiples méthodes, avec leurs limites et contre-indications, dont l'éventuel impact sur le lait maternel. Ces méthodes sont :

- ✓ Orales : œstroprogestatifs et progestatifs
- ✓ Injectables : dès sortie hôpital (sauf si HTA, diabète, obésité)
- ✓ Mécanique : préservatifs ;
- ✓ Chimique : spermicides ;
- ✓ Contraception chirurgicale volontaire féminine (CCVF), ou masculine (CCVM) ;
- ✓ Implants (dès la 6e semaine) ;
- ✓ DIU, au 3e au 4e mois post-partum, et à la fin des règles.

La femme en post-partum a besoin de counseling, elle doit être informée que la reprise de l'activité sexuelle après l'accouchement impose la prise en compte de la possibilité de conception.

83.

Counseling du post-partum

83.1. Généralités

83.1.1. Définition

Le counseling en post-partum doit intégrer des informations sur l'allaitement maternel, des informations spécifiques à la mère et celles spécifiques pour le nouveau-né

Allaitement maternel consistant en l'alimentation du nouveau-né avec le lait produit par les seins de sa mère (Turck 2005) (https://fr.wikipedia.org/wiki/Allaitement _maternel)

83.1.2. Pertinence

La naissance entraîne des changements dans la vie de la femme et lui impose des phénomènes d'adoption pour elle-même et pour assurer le bien-être du nouveau-né (https://www.cairn.info/revue-perinatalite-2019-1-page-4.htm).

83.2. Counseling sur l'allaitement maternel

L'allaitement est l'alimentation d'un nouveau-né qui se fait à base de lait naturel (de sa mère, d'une nourrice) ou d'un extrait manufacturé de lait de vache.

83.2.1. Pertinence de l'allaitement maternel

L'on distingue deux types d'allaitement maternel : allaitement maternel exclusif et allaitement maternel mixte. Le lait maternel est un aliment complet, et permet de couvrir entièrement les besoins nutritionnels du nouveau-né/enfant ; toutefois, il peut arriver qu'il soit insuffisant, et même contre-indiqué.

83.2.2. Conduite de l'allaitement maternel

Ainsi, on distinguera l'allaitement maternel et l'allaitement de substitution et l'allaitement mixte.

L'allaitement maternel optimal implique l'exclusivité ; de jour comme et de nuit ; 6 à 8 fois par jour et nuit (/24 h).

83.2.3. Avantages de l'allaitement maternel

Pertinent de par ses avantages en termes de

–gratuite,

–d'apport d'anticorps ;

–de proximité mère-enfant et de

–Contraception (MAMA). Les préalables à l'efficacité de la MAMA étant l'allaitement maternel exclusif; l'aménorrhée (sans effet après retour des couches) et la durée maximale d'effet : 6 mois.

83.2.4. Défis dans la pratique de l'allaitement maternel

En ce qui concerne les indications, tout nouveau-né sans pathologie sous-jacente est éligible. L'abcès du sein, l'état grabataire de la mère constituent des contre-indications.

L'allaitement maternel peut être associé à des complications, dont les crevasses ou gerçures, la congestion, la mastite et l'abcès du sein.

83.3. Counseling spécifique à la mère

Tenir compte des facteurs suivants :

(https://www.cairn.info/revue-perinatalite-2019-1-page-4.htm)

83.3.1. Du déroulement de l'accouchement

–VB non instrumental ;

–Voie basse instrumentale ;

–Siège/céphalique ;

–Épisiotomie.

83.3.2. Physiologie du post-partum

–Lochies ;

–Montée laiteuse ;

–Œdèmes des membres inférieurs ;

–Abdomen/involution utérine.

83.3.3. Des possibilités de soins et médicaments

–Fer pour 2 mois ;

–Paracétamol ;

–Antibiotiques ;

–Autres selon le cas ;

–Soins routiniers (nutrition, mobilisation) ;

–Soins du périnée.

83.3.4. Des liens possibles avec d'autres services de santé de reproduction

–Planification familiale ;

–VIH/HVB ;

–Dépistage du cancer du col ;

-VAT.

83.3.5. Counseling sur des pathologies au cours de la grossesse

83.3.5.1. Exemple de pathologies en grossesse

–Diabète ;

–HTA.

83.3.5.2. Informations nécessaires

–Causes ;

–Prise en charge ;

–Évolution.

83.3.6. Signes d'alerte

–Hémorragie ;

–céphalées ;

–Fièvre.

83.4. Counseling spécifique au nouveau-né

1. Nutrition (mise au sein précoce, sauf indication contraire) ;
2. Vaccination en se servant du calendrier du Programme élargi de la vaccination (PEV) ;
3. Médicaments éventuels (collyres, vitamines, autres selon les cas).

Un bon counseling après l'accouchement est fondamental pour la santé du bébé, celle de la mère et pour son avenir procréatif. Il faut commencer à en discuter en consultation prénatale, avant de finaliser plus tard et en post-partum.

SECTION XIX

PHARMACOLOGIE EN OBSTÉTRIQUE

84.

Inhibiteurs de la montée laiteuse

84.1. Généralités

84.1.1. Définition

Les inhibiteurs de la montée laiteuse sont constitués de toute substance capable d'empêcher la production lactée par les seins en post-partum ou en post-abortum.

(https://studylibfr.com/doc/2851652/inhibition-de-la-mont%C3%A9e-laiteuse)

84.1.2. Pertinence

Il existe des situations justifiant une contre-indication à la nécessité de la production lactée (Quevauvilliers et al. 2009)

84.1.3. Rappels

La montée laiteuse est un processus physiologique. S'il n'y a pas allaitement, la production du lait s'interrompt d'elle-même en une à deux semaines. Il n'y a pas de justification à utiliser des médicaments dans le sevrage de l'allaitement au-delà d'un mois après l'accouchement.

En effet, la glande mammaire devient progressivement autonome et le taux de prolactine retourne à son niveau de base. Les médicaments qui freinent la libération de prolactine n'ont donc plus d'utilité.

Quant au sevrage, il se fait progressivement en diminuant et en espaçant les tétées.

84.2. Méthodes

84.2.1. Non pharmacologiques

–Réduction de la boisson ;

–Compression des seins.

84.2.2. Pharmacologiques

–Les médicaments à base de bromocriptine (Parlodel®, 2,5 mg, boîte de 30 comprimés) ;

–Cabergoline Dostinex (1 mg/comp., boîte de 8).

84.3. Indications

En obstétrique, dans des cas suivants :

–Mort fœtale in utero ;

–VIH et grossesse ;

–Avortement tardif ;

–Prise de médicaments contre-indiquant l'allaitement.

Il n'est pas superflu de rappeler que les médicaments à base de bromocriptine sont également indiqués en gynécologie, dans des cas d'hyperprolactinémie idiopathique et d'adénome à prolactine).

84.4. Prescription

84.4.1. Bromocriptine (Parlodel®, 2,5 mg, boîte de 30 comprimés)

–Le schéma thérapeutique est le suivant :

–Jour1 : ½ comprimé le 1er jour ;

–Jour 2 : 1 comprimé le 2e jour ;

–Jours 3 à 14 : 2 comprimés par jour pendant plusieurs semaines.

84.4.2. Cabergoline Dostinex (1 mg/cp., boîte de 8)

84.4.2.1. Posologie

Sevrage :

–Avant montée ; 2 comprimés en dose unique après l'accouchement ;

–Sevrage en cours d'allaitement : Dostinex^{R} ½ cp toutes les 12 heures pendant 2 jours.

84.4.2.2. Traitement de l'hyperprolactinémie

Dose de 1 comprimé/semaine, ajustement avec la surveillance de la prolactinémie au bout d'un mois.

Il existe des moyens physiques et pharmacologiques pour inhiber la montée laiteuse, quand la nécessité s'impose.

85.

Fer par voie parentérale

85.1. Généralités

85.1.1. Définition

Préparation de fer destinée au traitement d'une anémie, à administrer par voie veineuse ou intramusculaire (Quevauvillers et al. 2009).

85.1.2. Pertinence

Bonne alternative à la transfusion sanguine, le plus souvent compliquée de l'absence, la qualité et la manipulation du produit.

85.2. Pharmacocinétique

85.2.1. Présentation

–Ampoule injectable 2 ml de solution contenant 100 mg de fer élément ;

–Ampoule de 5 ml contenant 100 mg de fer élément ;

–Ampoule de 1 ml contenant 50 mg de fer élément ;

–Venofer (perfusion IV) (une ampoule de 100 mL de fer) ;

–Hemafer 100 mg en injection IM.

85.2.2. Voies d'administration

–Voie intraveineuse ;

–Voie intramusculaire.

85.2.3. Biodisponibilité

–La solution **injectable** FERINJECT^R est une solution colloïdale de **fer** sous forme de complexe de carboxymaltose ferrique.

–Ce complexe est conçu pour délivrer, de manière contrôlée, le **fer** utilisable aux protéines de l'organisme assurant le transport et le stockage du fer (respectivement transferrine et ferritine).

85.3. Pharmacodynamique

Le fer joue un rôle important dans la production des globules rouges. Par ailleurs, il les aide à transporter l'oxygène vers diverses parties du corps.

85.3.1. Indications

–Anémie par carence en fer ;

–Anémie par spoliation.

85.3.2. Contre-indications

–Hypersensibilité grave connue à de précédentes administrations de fer par voie intraveineuse ;

–Anémie non liée à une carence en fer ;

–Troubles dans le métabolisme du fer.

85.4. Prescription

85.4.1. Calcul des besoins

En fonction du :

–taux d'hémoglobine ; et

–du poids corporel, adapté individuellement en tenant compte du déficit en fer total, peut être calculée selon la

–formule :

–Fer total (Ft) = besoin total en fer (mg)

= poids corporel (kg) x (Hb cible-Hb actuelle) (g/100 ml) x 2, 4 + réserves de fer (mg) ;

Ft = 2,4 x Pc (Hbc-Hba) + Fr

- Au-dessous de 35 kg de poids corporel : Hb cible = 13 g/100 ml et réserves de fer = 15 mg/kg de poids corporel ;
- Pour 35 kg de poids corporel et plus : Hb cible = 14 g/100 ml et réserves de fer = 500 mg ;

–Chez l'adulte : besoin en mg de fer = [2,4 x Pc (Hbc-Hba)] + 500.

85.4.2. Situations particulières emploi

–Une supplémentation par fer injectable peut être envisagée lorsque le niveau de l'hémoglobine descend en dessous du seuil critique (9 à 10 g/dl chez les sujets à risques, 7 à 8 g/dl chez le sujet normal).

–Anémies liées aux maladies inflammatoires chroniques de l'intestin. Une supplémentation par fer injectable peut être envisagée lorsque le niveau de l'hémoglobine descend en dessous de 10,5 g/100 ml.

–Sidéropénie si le traitement par voie orale n'est pas suffisamment efficace ou n'est pas réalisable, comme lors d'une intolérance au traitement martial oral, lors d'affections digestives inflammatoires (colite ulcéreuse).

–Insuffisance rénale chronique, dès lors que sont exprimés des signes biologiques d'insuffisance de réplétion du stock de fer (ferritinémie < 100 µg/l), et qu'un sel de fer oral s'avère insuffisant ou mal toléré.

85.4.3. Préparations spécifiques

85.4.3.1. Venofer

–Administration de perfusion de 200 mg de Venofer (2 amp diluées avec 200 ml Nacl 0,9 % en intraveineuse pendant 30 à 45 minutes) ;

–Première dose : j1 ;

–Deuxième dose : j3 ;

–Troisième dose : j6.

85.4.3.2. Hemafer

–Administration de 200 mg de Hemafer (2 amp) en IM à j1, j3, j6.

85.4.3.3 Traitement de relais

80 à 100 mg de fer oral par jour pendant 2 mois (Tardyferon, 1 comprimé par jour pendant 2 mois).

85.5. Surveillance

Clinique : Observation durant l'administration de fer IV et pendant au moins 30 minutes après pour détecter les signes et symptômes d'une réaction d'hypersensibilité.

Contrôle laboratoire : Hb/Hct après 1 semaine ; Ferritine 3 mois après l'accouchement.

85.6. Résultats

Anémie corrigée

85.7. Effets secondaires

–Maux de tête et étourdissements (vertiges) ;

–Hypertension ;

–Nausées/vomissements, maux de ventre et troubles du transit ;

–Réactions cutanées (démangeaisons, urticaire, rougeurs, etc.), les éruptions restant peu fréquentes ;

–Douleurs osseuses, musculaires (dont des crampes) ou articulaires.

Le fer injectable est une bonne alternative à la transfusion sanguine en cas de bonne tolérance de l'anémie.

86.

Salbutamol

86.1. Généralités

86.1.1. Définition

Salbutamol : agoniste sélectif des récepteurs bêta -2, qui exerce une action stimulante sur les récepteurs bêta -2 des muscles lisses, notamment sur l'utérus, des bronches, et entraînant relâchement et inhibition des contractions. (https://www.has-sante.fr/upload/docs/application/pdf/2018-12/salbumol_sapub_ct 15445.pdf).

86.1.2. Intérêt

Rôle indéniable dans la prise en charge des complications associées aux :

–Contractions utérines ;
–Dystocies dynamiques de démarrage ;
–Hyperkinésies lors du travail obstétrical ;
–Menace d'accouchement prématuré ;
–Tocolyses précésariennes.

La prescription et la posologie adéquate passent par une bonne connaissance du médicament

86.2. Pharmacocinétique

86.2.1. Présentation

–Injectable : 10 ampoules de 1 ml ;

–Comprimés : 2 à 8 mg ;

–Suppositoires : 1 à 2 mg ;

–Aérosol : 0,1 mg par dose.

86.2.2. Administration

–Injectable ;

–Voie rectale : le sulfate de salbutamol est bien absorbé par la muqueuse rectale.

–Respiratoires

86.2.3. Biodisponibilité

–Administration par voie rectale :

- Le pic plasmatique se situe entre la 1re et la 3e h après l'administration ;
- La fixation aux protéines plasmatiques est faible (< 10 %) et la demi-vie varie de 3 à 5 h.

–Administration par inhalation : les effets sont la bronchodilatation rapide, atténuation des contractions utérines.

86.3. Pharmacodynamique

86.3.1. Effets attendus

–Effet stimulant sur les récepteurs membranaires bêta 2 de l'épinéphrine des cellules musculaires lisses de l'utérus et des bronches ;

–Relâchement des contractions utérines ;

–Dilatation des bronches.

86.3.2. Effets secondaires

–Les effets secondaires habituels sont entre autres, céphalées, tremblements, tachycardie, hyperglycémie, hypokaliémie en cas de doses élevées ;

–Des complications sévères sont passibles (arrêt cardiaque).

86.4. Indications et contre-indications

86.4.1. Indications

–En obstétrique : menace d'accouchement prématuré ;

–En pneumologie : asthme ;

86.4.2. Contre-indications

–Cardiopathies ;

–Diabète.

Il s'agit des contre-indications relatives.

86.5. Prescription

86.5.1. Menace d'accouchement prématuré

10 ampoules de Salbutamol à 0,5 mg (5 mg) dans 500 ml de sérum glucosé :

–Débuter par 10 gouttes/min ;

–Si bonne tolérance, et persistance des CU : augmenter de 10 gouttes toutes les 30 minutes ;

–Si cessation des CU, maintenir le même débit pour 24 heures depuis la dernière contraction ;

–Le bénéfice du Salbutamol (1 ampoule I. M. toutes les 6 heures, ou comprimé 2 mg, *1 cp 3 à 4 fois/jour)* après cessation des contractions *n'est pas prouvé.*

86.5.2. Préparation de la césarienne d'urgence avec hypercinésie

–Injecter une ampoule de Salbutamol 0,5 mg en sous-cutané ;

86.6. Surveillance

86.6.1. Surveillance de la mère

–Pouls, TA, FR, douleurs thoraciques.

–Interruption salbutamol, en cas de :

- Tachycardie sévère (pouls > 120/min) ;
- Hypotension (TA8/5) ;
- Douleurs thoraciques ;
- Dyspnée.

86.6.2. Surveillance du fœtus

- Fréquence cardiaque, car une tachycardie fœtale et/ou néonatale associée à celle de la mère est possible ;
- Ensuite, surveillance de la glycémie du nouveau-né étant donné le risque de perturbations de glycémie néonatale en cas de traitement au salbutamol, surtout à de fortes doses, avant l'accouchement.

86.7. Résultats/pronostic

–Cessation des contractions utérines ;

–Persistance des contractions utérines avec risque d'avortement tardif piu d'accouchement prématuré.

Le Salbutamol, médicament bronchodilatateur, peut être hautement bénéfique en obstétrique et en pneumologie.

87.

Misoprostol

87.1. Généralités

87.1.1. Définition

Misoprostol est un analogue synthétique de la prostaglandine E1, utilisé pour la maturation du col en vue de l'induction à l'ocytocine et parfois utilisé de manière isolée pour induire le travail d'accouchement (https://www.vidal.fr/medicaments/substances/misoprostol-2398.html).

87.1.2. Indications

Initialement tilisé dans le traitement des ulcères d'estomac et du duodénum et pour prévenir ou traiter les gastrites consécutives à un traitement anti-inflammatoire non stéroïdien, le Misoprostol jouit aujourd'hui d'une autre autorisation de mise sur le marché : utilisation en gynécologie-obstétrique pour déclencher le travail.

87.1.3. Effet

Le Misoprostol, de 50 à 200 mcg, inhibe la sécrétion gastrique acide basale et celle provoquée par des stimuli, dont les aliments, l'histamine, la pentagastrine et le café (Chung et al. 1995).

87.1.4. Présentation

–Comprimés à 200 mcg ;

–Comprimés à 25 microgrammes.

87.2. Pharmacocinétique

87.2.1. Voie d'administration

–Voie rectale ;

–Voie orale.

87.2.2. Biodisponibilité

–Après administration orale, la biodisponibilité du Misoprostol est faible, car subissant un métabolisme hépatique présystémique avant d'atteindre la circulation générale : c'est l'effet de « premier passage hépatique » ;

–Sa biodisponibilité par voie orale semble nettement meilleure ;

–Après administration par voie orale, le Misoprostol est largement absorbé par tractus gastro-intestinal ;

–Le médicament est rapidement distribué dans les tissus biologiques et les concentrations plasmatiques maximales sont atteintes en 15 minutes ;

–La liaison du Misoprostol à protéines plasmatiques est autour de 85 % ;

–La demi-vie d'élimination plasmatique du médicament est de 20 à 40 minutes, celle du métabolite de 1,5 heure ;

–La majorité de l'élimination de la dose par voie orale (environ 85 %) est excrétée dans les urines, sous forme de métabolite inactif, et dans une moindre mesure (environ 15 %) en matières fécales.

87.3. Pharmacodynamique

87.3.1. Effets attendus

Une action cryoprotectrice sur la muqueuse gastrique et intestinale

Cette action a lieu grâce à la stimulation des mécanismes physiologiques normaux tels que la sécrétion de bicarbonate, la production de mucus, le flux sanguin au niveau de la muqueuse.

–L'intégrité accrue de la barrière muqueuse stimulée par le misoprostol améliore la protection contre toute une série de substances appauvrissant la couche, comme l'acide acétylsalicylique et d'autres AINS, l'alcool éthylique, les sels biliaires.

–Le Misoprostol inhibe également la sécrétion de l'acide gastrique en raison d'une action exercée sur les cellules pariétales.

87.3.1. Effets secondaires

- Nausée,
- Diarrhées,
- Douleurs abdominales,
- Frisson,
- Flatulence,
- Céphalées,
- Dyspnées,
- Vomissements,
- Constipation.

87.4. Indications/contre-indications

87.4.1. Indications

–Induction du travail ;

–Déclenchement de l'avortement ;

–Hémorragies du post-partum (prévention et en traitement) : 600 mcg intra par voie rectale.

87.4.2. Contre-indications

–Disproportion fœtopelvienne ;

–Obstacle prævia : placenta, fibrome ;

–Bassin chirurgical/traumatique ;

–Présentation transverse ;

–Grossesse multiple (plus de deux fœtus) ;

–Antécédents de lésions périnéales sévères ;

–Prolapsus traité ;

–Cerclage abdominal ;

–Utérus cicatriciel (uni/pluri) (corporéale, ou cause itérative).

87.5. Prescription

87.5.1. Induction du travail

–Placer 25 mcg (1/8 de comprimé ou moitié du quart), dans le cul-de-sac postérieur du vagin (répéter éventuellement après 6 heures au besoin) sans aller au-delà de 200 mcg chez la même parturiente ;

–En absence de réaction favorable après 2 doses, administrer 50 mcg/6h ;

–Ocytocine proscrit moins de 6 à 8 heures après la dernière dose de misoprostol.

87.5.2. Déclenchement de l'avortement

–< 16 semaines : 400 mcg à avaler, renouvelables au besoin après 4 h (max : 800 mcg) ;

–≥ 16 semaines et < 22 semaines : 200 mcg par le vagin, toutes les 4 h jusqu'à expulsion (max : 800 mcg).

–≥ 22 semaines et < 28 semaines : début à 50 mcg, répéter après 4 heures, en absence de satisfaction avec la seconde dose, de 100 mcg, à répéter une fois ;

3. Hémorragies du post-partum (prévention/traitement) : 600 mcg par voie rectale.

87.6. Surveillance

1. Clinique : interrogatoire, examen physique ;
2. Paraclinique : cardiotocographe.

87.7. Résultat/pronostic

–Expulsion du fœtus (accouchements, avortements) ;

–Échec de maturation du col ou de l'induction ;

–Rupture utérine ;

Le Misoprostol, médicament ocytocique, particulièrement utile pour la prévention de l'ulcère gastrique, est particulièrement utile en obstétrique. Les facteurs limitant son utilisation sont essentiellement en rapport avec la qualité de surveillance.

88.

Ocytocine

88.1. Généralités

88.1.1. Définition

Hormone du lobe postérieur de l'hypophyse, il a un effet stimulant sur les muscles lisses de l'utérus.

C'est un neuropeptide synthétisé par les noyaux para ventriculaires et supraoptique de l'hypothalamus et sécrété par l'hypophyse postérieure (neurohypophyse) qui agit essentiellement sur les muscles lisses de l'utérus et des glandes mammaires (Quevauvillers et al. 2009).

88.1.2. Pertinence

Les Ocytocines de synthèse sont particulièrement importantes en obstétrique.

88.2. Pharmacocinétique

88.2.1. Présentation

–Ampoule injectable de 5 UI/ml, boîte de 10 ampoules de 1 ml ;

–Ampoule de 10 UI par ml.

88.2.2. Administration

–Voie veineuse ;

–Voie intramusculaire.

88.2.3. Biodisponibilité

Liaison aux protéines très faible à 30 % ;

Demi-vie dans le plasma **de 5 à 10 minutes,** éliminée par le rein.

88.3. Pharmacodynamique

88.3.1. Effets attendus

Augmente l'activité contractile et, dans une moindre mesure, le tonus du myomètre.

88.3.2. Effets secondaires

–Hypercinésie

–Surcharge hydrique

88.4. Indications d'ocytocine de synthèse

1. Avortement inévitable, incomplet ou tardif (à partir de 16 SA) : 20 unités + 500 cc de Ringer, salé 9/1 000, 40 gouttes/min (4 h) ;

2. Hémorragie de la délivrance : 20 UI + SS 9/1 000 en 4 heures (40 gouttes/min) ;

3. Induction et stimulation du travail : 5 unités dans 500 cc de sérum salé (Pederoda, 2016).

2. Contre-indications

–Utérus cicatriciel ;

–Grossesse abdominale.

88.5. Prescription

Indiquée dans de nombreuses situations dont les trois ci-après énumérées.

88.5.1. Prescription pour Induction/stimulation du travail

–Préparation (ocytocine, 5 UI dans 500 cc de glucosé à 5 %) ;

–Commencer par une faible dose (10 gouttes/min) ; augmenter progressivement (toutes les 30 minutes de 10 gouttes) jusqu'à l'installation des contractions de bonne qualité.

88.5.2. Prescription pour hémorragie du post-partum

–Préparation de (Ocytocine, 20 UI dans 500 CC de glucosé à 5 %) ;

–Commencer et maintenir à 30 gouttes/min ;

–Dose d'entretien : 10 gouttes/minute ;

–Maximum : 3 litres de solution d'ocytocine ;

88.5.3. Prescription pour avortement tardif inévitable

–Préparation (Ocytocine, 20 UI dans 500 cc de glucosé à 5 %) ;

–Commencer par 10 gouttes/min ;

–Augmenter progressivement (toutes les 30 minutes de 10 gouttes jusqu'à l'installation des contractions de bonne qualité, sans dépasser 60 gouttes par minute.

88.6. Surveillance

1. Clinique, basée sur l'examen physique ;

2. Paraclinique base sur le cardiotocographe.

88.7. Résultats

–Expulsion (embryon/fœtus)

88.8. Complications consécutives à l'ocytocine

88.8.1. Complications maternelles

- Rétention hydrosodée ;
- Rupture utérine ;
- Hypercinésie.

88.8.2. Complications fœtales

- Souffrance fœtale aiguë ;
- MFIU.

L'Ocytocine est un médicament très important en obstétrique, à condition de bien en choisir les indications et d'en assurer une bonne surveillance.

CONCLUSION

Le raisonnement médical est au cœur de l'identification des problèmes de santé, et par ricochet, de leur résolution, le même symptôme pouvant orienter vers une multitude de pathologies. En effet, la frontière entre les manifestations des différentes maladies n'est pas toujours nettement établie. Aussi, le diagnostic final d'une pathologie devra-t-il être la résultante de la conjugaison des différentes manifestations selon le schéma ACP, en fonction de terrains particuliers.

« *Mes grands pas en obstétrique* » avec un accent particulier sur le « *Raisonnement médical* », propose à l'obstétricien en formation et/ou néophyte, des pistes susceptibles de faciliter une meilleure acquisition du « savoir-savant », du « savoir-faire » et du « savoir-être » dans ce domaine hautement important de la santé, et de la perpétuation de l'espèce.

« *Les fiches d'attitudes* » proposent des informations sur la conduite à tenir en situation réelle, face aux préoccupations plus ou moins graves, dans les services d'obstétrique. L'obstétricien pourra ainsi trouver, dans l'une des XIX sections du document, organisées en 88 chapitres, des pistes de solutions aux problèmes de sa spécialité.

En effet, la maîtrise de la démarche ACP, avec l'implication de la patiente, l'observation avisée du praticien, et l'aide de la technologie de pointe ; la maîtrise d'autres concepts obstétricaux, les différents cas de figure présentés avec différentes options opérationnelles, des différentes attitudes à adopter en fonction des circonstances, minutieusement présentées dans l'ouvrage sont d'une importance capitale. Ils devraient contribuer à l'édification de l'obstétricien, en formation/milieux hospitaliers, et au renforcement des capacités de ceux déjà formés. Ceux-ci seront en condition d'éviter la navigation à vue, pour œuvrer avec certitude et sérénité, vers un diagnostic exact et pointilleux, pour des solutions, préventives ou thérapeutiques, aux préoccupations obstétricales, et par conséquent, le bien-être de la maman et du bébé dans, et/ou hors des entrailles.

Malgré la profondeur et l'envergure de « *Mes grands pas en obstétrique* », il ne saurait avoir la prétention d'apporter des solutions à tous les problèmes d'apprentissage et de pratique de l'obstétrique. Aussi l'obstétricien, jeune ou moins jeune, néophyte ou chevronné, devra-t-il chercher à résoudre les situations au cas par cas, quand bien même il pourra se référencer, ou mieux se ressourcer dans « Mes grands pas en obstétrique ».

ANNEXES

Annexe 1.

Fiche d'évaluation clinique

Date				
Institution				
Apprenant	Nom	Prénoms	Niveau	
Année				
Malade	Nom	Service	Lit	

	Évaluation		Note	Sur
I	Anamnèse et compréhension du problème/	Identification		/5
		Approche humaniste, prise d'observation		/5
		Motif de consultation et histoire de la maladie		/5
		Antécédent, revue des systèmes		/5
				20
II	Examen clinique/	Sémiologie		10
		Recherche de signes cliniques		10
		Résumé syndromique		10
				30
III	Diagnostic/	Hypothèses diagnostiques		/5
		Diagnostic positif		/5
		Diagnostic différentiel		/5
		Discussion des examens paracliniques		/5
				20
IV	Approche thérapeutique et préventive	Principes		/3
		But du traitement		/3
		Moyens		/3
		Méthodes (posologie, durée, effets secondaires)		/3
		Indications (déterminants)		/3
		Indications (conduite pratique)		/3
		Surveillance		/3
		Évolution		/3
		Résultats, complications, pronostic		/3
		Prévention		/3
				/30
	TOTAL (I + II + III + IV)			100

Date________________________.

Noms et signatures (de_______________________________)

Annexe 2.

Indice de Karnofsky

Cotation	Évaluation	Signification
100 %	–Pas de signe(s) de maladie.	Totalement autonome
90 %	–Capable d'activités normales ; –Signes discrets de maladie.	
80 %	–Activité normale avec efforts ; –Signes mineurs de maladie.	Semi-autonome
70 %	–capable de se prendre en charge, –Mais incapable de mener une activité normale ou un travail	
60 %	–Occasionnellement besoin d'aide, mais capable de prendre en charge la plupart de ses besoins médicaux usuels.	
50 %	–Nécessite une aide suivie et des besoins médicaux fréquents	Semi-autonome
40 %	–Handicapé –Besoin d'aide et de soins particuliers	Dépendant
30 %	–Sévèrement handicapé	Très dépendant
20 %	–Très malade, soutien actif, absence totale d'autonomie	
10 %[2]	–Moribond, processus fatal progressant rapidement	
0 %	–Inactifs	Décédé ?

Source :
https://fr.wikipedia.org/wiki/%C3%89chelle_de_performance#%C3%89chelle de_Karnofsky

Annexe 3.

Indice/échelle de performance de l'OMS

Indice	Signification	Description
0	Asymptomatique	Activité normale : aucune restriction à poursuivre les activités antérieures à l'affection.
1	Symptomatique	Difficulté pour les activités physiques soutenues, mais capable de se déplacer sans assistance et d'assurer un travail léger ou sédentaire (travail de bureau, le ménage par exemple).
2	Symptomatique	Alité moins de 50 % de la journée (capable de se déplacer sans aide et de s'occuper des activités légères).
3	Symptomatique	Alité plus de 50 % de la journée, sans y être confiné (capable de prendre soin de soi-même de manière limitée, alité ou confiné au fauteuil plus de 50 % de la journée).
4		Confiné/e au lit ou au fauteuil. Totalement dépendant, incapable de prendre soin de lui— : d'elle-même,
5	Décès	

Source : https://fr.wikipedia.org/wiki/%C3%89chelle_de_performance#%C3%89chelle _de_Zubrod_ECOG/OMS

RÉFÉRENCES

Abbassi H, Aboulfalah A, El Karroumi M, Bouhya S, Bekkay M. (1998). Accouchement des utérus cicatriciels : peut-on élargir l'épreuve utérine ? J Gynecol Obstet Biol Reprod 27 : 425–429.

Alder C, Aebi S., Bernhard M (1987) [Status of radiologic pelvimetry]. *Geburtshilfe Frauenheilkd* **47** (7) : 483-486, doi :10.1055/s— 2008-1035857 [doi]

Alijahan R., Kordi M, Poorjavad M., Ebrahimzadeh S. (2014) Diagnostic accuracy of maternal anthropometric measurements as predictors for dystocia in nulliparous women. *Iran J. Nurs Midwifery Res* **19** (1) : 11-18

Alouini S, Mesnard L, Megier F, Lemaire B, Coly S, Desroches A (2010) [Management of umbilical cord prolapse and neonatal outcomes]. *J. Gynecol Obstet Biol Reprod (Paris)* **39** (6) : 471-477, doi : S0368-2315(10)00176-6 [pii] ; 10.1016/j.jgyn.2010.05.013 [doi]

Ambesh P., Obiagwu C., Shetty V. (2017) Homan's sign for deep vein thrombosis : A grain of salt ? Indian *Heart J* **69** (3) : 418-419, doi : S0019-4832(16)30469-2 [pii] ; 10.1016/j.ihj.2017.01.013 [doi]

Andreatta P., Gans-Larty F., Debpuur D., Ofosu A., Perosky J. (2011) Evaluation of simulation-based training on the ability of birth attendants to correctly perform bimanual compression as obstetric first aid. *Int J. Nurs Stud* **48** (10) : 1275-1280, doi : S0020-7489(11)00090-3 [pii] ; 10.1016/j.ijnurstu.2011.03.001 [doi]

Anu NB, Nkfusai CN, Evelle M.N.M., Efande LE, Bede F., Shirinde J., Cumber S.N. (2019) Prevalence of stillbirth at the Buea Regional Hospital, Fako Division south-west region, Cameroon. *Pan Afr Med J* **33** 315,
doi :10.11604/pamj.2019.33.315.17979 [doi] ; PAMJ-33-315 [pii]

Bi Vroh JB, Tiembré I, Zengbé-Acray P, Gueu Doua J, Dagnan NS, Tagliante-Saracino. (2009). Prévalence et déterminants des accouchements à domicile dans deux quartiers précaires de la commune de Yopougon (Abidjan), Côte d'Ivoire. Santé publique 5 (21) : 499 à 506

Baseer KAA, Mohamed M, Abd-Elmawgood EA (2020) Risk Factors of Respiratory Diseases Among Neonates in Neonatal Intensive Care Unit of Qena University Hospital, Egypt. *Ann Glob Health* **86** (1) : 22, doi : 10.5334/aogh.2739 [doi]

Bernardor, J. and Tsimaratos, M. Devenir à long terme. Les enfants nés avec un anamnios.
Http://www.seminairesfupa.com/uploads/03_M.%20TSIMARATOS%20.pdf [updated on 10 December 2019 ; retrieved on 22 June 2020], 1998.

Beucher G, Benoist G, Dreyfus M (2009) [Management of the first trimester miscarriages]. *Gynecol Obstet Fertil* **37** (3) : 257-264, doi : S1297-9589(09)00038-1 [pii] ; 10.1016/j.gyobfe.2009.01.008 [doi]

Bever AM, Pugh S.J., Kim S., Newman R.B., Grobman WA, Chien EK, Wing DA, Li H., Albert PS, Grantz K.L. (2018) Fetal Growth Patterns in Pregnancies With First-Trimester Bleeding. *Obstet Gynecol* **131** (6) : 1021-1030, doi : 10.1097/AOG.0000000000002616 [doi].

Bourée P, Palies B (1986). Paludisme et grossesse. Rev Fr Gynécologie Obstétrique 81(10) : 559–562.

Boushra M, Rahman O. (2020). Postpartum infection. In : StatPearls [Internet]. Treasure Island (FL) : StatPearls Publishing ; 2020 Jan–. PMID : 32 809 639

Chabernaud JL. (2009). Réanimation du nouveau-né en salle de naissance : faut-il encore utiliser de l'oxygène pur ? Arch Pédiatrie 16 : 1194–1201.

Chamberlain P (1985) Amniotic fluid volume : ultrasound assessment and clinical significance. *Semin Perinatol* **9** (4) : 163-167, doi :0146-0005(85)90025-4 [pii]

Chhabra S., Dhorey M. (2002) Retained placenta continues to be fatal but frequency can be reduced. J. Obstet Gynecol ;22(6) :630-3.
Doi : 10.1080/0144361021000020402. PMID : 12554250

Cibils LA. (2012). Electronic Fetal-Maternal Monitoring : Antepartum/Intrapartum. Springer Science & Business Media.

Cnattingius S., Johansson S., Razaz N. (2020) Apgar Score and Risk of Neonatal Death among Preterm Infants. *N. Engl J. Med* **383** (1) : 49-57, doi :10.1056/NEJMoa1915075 [doi]

Collineta P., Jourdain M. (2007) The HELLP syndrom. *Réanimation* **16** 386-92

Cornelius DC, Wallace K. (2020) Autophagy in preeclampsia : A new target? EBioMedicine**57**102 864,doi:S2352-3964(20)30239-5[pii] ;10.1016/j.ebiom.2020. 102864 [doi]

Costello RA, Nehring SM (2020) Disseminated Intravascular Coagulation (DIC)., doi : NBK441834 [bookaccession]

Costumbrado J, Mansour T, Ghassemzadeh S (2020). Rh incompatibility. In : StatPearls [Internet]. Tresure Island (StatPearls Publissing).

Curchod A, Prod'hom S (1961) Syndrome de Potter. *Gynecologia* **151** 134-137

Da Costa A. L'Orientation fœtale et la loi de Pajot : communication présentée au 15. Congrès de médecine (Lisbonne). Officina typogr. 1906.

Dalibon P. (2015). Cystites : une prise en charge adaptée pour prévenir la pharmacorésistance. Actual Pharm. 54(542) :16–22.

Dohbit JS, Foumane P., Nkwabong E., Kamouko CO, Tochie J.N., Otabela B., Mboudou E. (2017) Uterus preserving surgery versus hysterectomy in the treatment of refractory post-partum haemorrhage in two tertiary maternity units in Cameroon : a cohort analysis of perioperative outcomes. *BMC Pregnancy Childbirth***17** (1) : 158, doi :10.1186/s 12884-017-1346-0 [doi] ;10.1186/s12884-017-1346-0 [pii]

Dohbit JS, Foumane P., Tochie J.N., Mamoudou F., Temgoua MN, Tankeu R., Aletum V, Mboudou E. (2017a) Maternal and neonatal outcomes of vaginal breech delivery for singleton term pregnancies in a carefully selected Cameroonian population : a cohort study. *BMJ Open* **7** (11) : e017198, doi : bmjopen-2017-017198 [pii] ;10.1136/bmjopen-2017-017198 [doi]

Dongol A, Mool S., Tiwari P. (2011) Outcome of pregnancy complicated by threatened abortion. *Kathmandu Univ Med J (KUMJ)* **9** (33) : 41-44, doi : 10.3126/kumj. v9i1.6261 [doi]

Doyen, C. and Langer, C. Surveillance de la grossesse au troisième trimestre. https://www.clemedicine.com/11-surveillance-de-la-grossesse-au-troisieme-trimestre/ [updated on, 24 September 2017, retrieved on 22 June 2020]. 2017. Medicine Keys.

Drage JS, Kennedy C., Berendes H., Schwarz B. K., Weiss W. (1966) The Apgar Score as an Index of Infant Morbidity : A report from the collaborative study of cerebral palsy. Dev Med Child Neurol 8(2) :141–148.

Ducarme G ;Dochez V. Vomissements incoercibles de la grossesse : Hyperemesis gravidarum : A review. La Presse médicale. (44) 122 015, 1226-34.

Ela ME, Cumber S. N., Dakenyo R. D., Tekam DD, Heumou PCB, Marvin GL, et al. (2019). Association entre le paludisme et le faible poids de naissance à Yaoundé, Cameroun. Pan Afr Med J 33.

Engstrom J.L., Chen EH (1984) Prediction of birthweight by the use of extrauterine measurements during labor. *Res Nurs Health* **7** (4) : 315-323, doi :10.1002/nur.4770070410 [doi]

Feraud O. (2008) [Forceps : description, obstetric mecanics, indications and contra-indications]. *J. Gynecol Obstet Biol Reprod (Paris)* **37 Suppl 8** S202-S209, doi : S0368-2315(08)74758-6 [pii] ;10.1016/S 0368-2315(08)74758-6 [doi]

Foumane P, Mve K, V, Ze MJ, Njofang Ngantcha EA, dohbit JS, Mboudou ET (2014) [Risk factors and prognosis of emergency cesarean delivery at the Yaounde Women's and Children's Hospital, Cameroon]. *Med Santé Trop* **24** (1) : 89-93, doi : mst.2014.0307 [pii] ;10.1684/mst.2014.0307 [doi]

Fournie A, Lefebvre-Lacoeuille C, Cotici V, Harif M, Descamps P (2007) [The fundal height measurements in single pregnancies and the detection of fetal growth retardation]. *J. Gynecol Obstet Biol Reprod (Paris)* **36** (7) : 625-630, doi : S0368-2315(07)00083-X [pii] ; 10.1016/j.jgyn.2007.01.011 [doi]

Gentilini, M. & Duflo, B. Médecine Tropicale. 4. 1986. Médecine-Sciences Flammarion.

Ghelfi AM, Garavelli F, Passarino FA, Diodati S, Calcaterra MG, Hails EA, Kilstein JG, Galindez JO, Paciocco MA, Lassus MN (2020) [HELLP Syndrome : clinical-analytical characteristics and evolution observed in two years of experience]. *Hipertens Riesgo Vasc*, doi : S1889-1837(20)30040-4 [pii] ; 10.1016/j.hipert.2020.05.003 [doi]

Gleichert JE (1971) Etienne Joseph Jacquemin, discoverer of 'Chadwick's sign'. *J. Hist Med Allied Sci* **26** (1) : 75-80, doi :10.1093/jhmas/xxvi.1.75 [doi]

Helms J, Severac F., Merdji H., Clere-Jehl R., Francois B., Mercier E., Quenot J.P., Meziani F. (2020) Performances of disseminated intravascular coagulation scoring systems in septic shock patients. *Ann Intensive Care* **10** (1) : 92, doi :10.1186/s 13613-020-00704-5 [doi] ;10.1186/s13613-020-00704-5 [pii]

Higgs, J. and Mark, J. Clinical Reasoning in the Health Professions. 2. 2000. Btterworth-Heinemann, Oxford.

Hruban L., Janku P, Jordanova K., Huptych M., Jouzova A., Gerychova R., Ventruba P. (2020) The effect of transient fetal bradycardia and other heart rate changes during and after external cephalic version on perinatal outcomes. *Eur J. Obstet Gynecol Reprod Biol* **245** 39-44, doi : S0301-2115(19)30540-8 [pii] ; 10.1016/j.ejogrb.2019.11.025 [doi]

Icen MS, Findik FM, Akin EG, Agacayak E., Yaman TS, Evsen MS, Gul T. (2020) Hypogastric artery ligation in post-partum haemorrhage : A ten-year experience at a tertiary care centre. *J. Obstet Gynaecol* 1-5, doi :10.1080/01443615.2020.1755623 [doi]

Iloki LH, Koubaka R, Itoua C, Mbemba Moutounou GM (2004) [Teenage pregnancy and delivery : 276 cases observed at the Brazzaville University Hospital, Congo]. *J. Gynecol Obstet Biol Reprod (Paris)* **33** (1 Pt 1) : 37-42, doi : S0368-2315(04)96310-7 [pii] ;10.1016/s 0368-2315(04)96310-7 [doi]

INS et ICF (2019). Enquête démographique et de Santé du Cameroun 2018. Indicateurs clés. Yaoundé, Cameroun et Rockville, Maryland, USA : INS et ICF.

INS et ICF. International (2011). Enquête démographique et de santé et à indicateurs multiples du Cameroun 2011. Clverton, Maryland, USA : INS et ICF.International.

Islam MT, Haque YA, Waxman R., Bhuiyan AB (2006) Implementation of emergency obstetric care training in Bangladesh : lessons learned. *Reprod Health Matters* **14** (27) : 61-72, doi : S0968-8080(06)27229-X [pii] ;10.1016/S 0968-8080(06)27229-X [doi]

Islam MT, Hossain MM, Islam MA, Haque YA (2005) Improvement of coverage and utilization of EmOC services in southwestern Bangladesh. *Int J. Gynaecol Obstet* **91** (3) : 298-305, doi : S0020-7292(05)00473-X [pii] ; 10.1016/j.ijgo.2005.06.029 [doi]

Jain V, Bos H, Bujold E (2020a) Directive clinique n(o) 402 : Placenta praevia : Diagnostic et prise en charge. *J. Obstet Gynaecol Can* **42** (7) : 918-930, doi : S1701-2163(20)30367-4 [pii] ;10.1016/j.jogc.2020.05.001 [doi]

Jain V, Bos H, Bujold E. (2020b) Guideline No. 402 : Diagnosis and Management of Placenta Previa. *J. Obstet Gynaecol Can* **42** (7) : 906-917, doi : S1701-2163(19)30726-1 [pii] ;10.1016/j.jogc.2019.07.019 [doi]

Jaszmann L. (1963) The Chiari-Frommel syndrome. Obstet Gynecol Surv 18(5) :777.

Jauniaux E., Hussein AM (2020) Placenta accreta spectrum grading : The devil is in the histopathology details. *Am J. Obstet Gynecol*, doi : S0002-9378(20)30644-X [pii] ;10.1016/j.ajog.2020.06.025 [doi]

Jena MK, Sharma NR, Petitt M, Maulik D., Nayak NR (2020) Pathogenesis of Preeclampsia and Therapeutic Approaches Targeting the Placenta. *Biomolecules* **10** (6) : doi : biom 10060953 [pii] ;10.3390/biom10060953 [doi]

Jennings L.K., Krywko DM (2020) Hyperemesis Gravidarum, doi : NBK532917 [book accession]

Karamanou M., Creatsas G., Demetriou T., Androutsos G. (2013) Practising obstetrics in the 17th century : Francois Mauriceau (1637-1709). *J. Obstet Gynaecol* **33** (1) : 20-23, doi :10.3109/01443615.2012.725787 [doi]

Karnofsky DA, Burchenal J. H. (1949) « The Clinical Evaluation of Chemotherapeutic Agents in Cancer » In : MacLeod CM (Ed), Evaluation of Chemotherapeutic Agents. Columbia University Press, page 196.

Keka Lounla D (2009) La souffrance fœtale aiguë dans le service de Gynécologie obstétrique du CHU de Gabriel Touré de Bamako. Thèse de doctorat en médecine. Université Gabriel-Tiuré, Mali.

Kemp MW, Saito M., Schmidt AF, Usuda H., Watanabe S., Sato S., Hanita T., Kumagai Y., Takahashi T., Musk GC, Furfaro L., Stinson L., Fee EL, Eddershaw PJ, Payne MS, Smallwood K., Bridges J., Newnham J. P., Jobe AH (2020) The duration of fetal antenatal steroid exposure determines the durability of preterm ovine lung maturation. *Am J. Obstet Gynecol* **222** (2) : 183, doi : S0002-9378(19)31061-0 [pii] ; 10.1016/j.ajog.2019.08.046 [doi]

Klein K, Karathanos A, Heinen Y. (2019). Update ESC-Guideline : Management of cardiovascular diseases during pregnancy – What is important ?]. Dtsch Med Wochenschr. 2019 Dec ;144(24) :1709-1713. doi : 10.1055/a-0883-7206.

Kodjikian L. (2010). Toxoplasmose et grossesse. J Fr Ophtalmol 33(5) :362–367.

Kongnyuy EJ, Mbu RE (2007) Comment on "Predicting term birth weight using ultrasound and maternal characteristics" Eur J Obstet Gynecol Reprod Biol 2006 ;128(1-2) :231-235. *Eur J. Obstet Gynecol Reprod Biol* **133** (1) : 119, doi : S0301-2115(07)00095-4 [pii] ; 10.1016/j.ejogrb.2007.02.015 [doi]

Kongwattanakul K, Rojanapithayakorn N, Laopaiboon M, Lumbiganon P (2020) Anaesthesia/analgesia for manual removal of retained placenta. *Cochrane Database Syst Rev* **6** CD013013, doi : 10.1002/14651858.CD013013.pub2 [doi]

Kushner A., West W. P., Pillarisetty L. S. (2020) Virchow Triad., doi : NBK539697 [book accession]

Lansac J, Descamps P, Goffinet F (2017) *Pratique de l'accouchement.* Elsevier Masson : Paris

Lansac J, Lecompte P, Marret H (2007b) *Gynécologie pour le praticien.* Masson : Paris

Lazzarin S, Crippa I, Vaglio T., I, Ornaghi S., Vergani P (2020) Treatment of first trimester miscarriage : a prospective cohort study in a large tertiary care center in Northern Italy. *J. Matern Fetal Neonatal Med* 1-6, doi :10.1080/14767058.2020.1712707 [doi]

Leborgne-Samuel Y, Janky E, Venditelli F, Salin J, Daijardin J-B, Couchy B, et al. (2002) Drépanocytose et grossesse : revue de 68 observations en Guadeloupe. J Gynécologie Obstétrique Biol Reprod 29(1) : 86–93.

Levi M, Hart W., Buller HR (1999) [Physical examination – the significance of Homan's sign]. *Ned Tijdschr Geneeskd* **143** (37) : 1861-1863

Li TC, Makris M., Tomsu M., Tuckerman E., Laird S. (2002) Recurrent miscarriage : aetiology, management and prognosis. Human reproduction update 8(5) : 463-481.

Lobel B. (2007) Prise en charge des pyélonéphrites aiguës chez la femme. Infect Urin.89–100.

Loytved CA, Fleming V. (2016) Naegele's rule revisited. *Sex Reprod Healthc* **8** 100-101, doi : S1877-5756(16)00017-3 [pii] ; 10.1016/j.srhc.2016.01.005 [doi]

Lurie J.M., Png CYM, Subramaniam S., Chen S., Chapman E., Aboubakr A, Marin M, Faries P., Ting W (2019) Virchow's triad in "silent" deep vein thrombosis. *J. Vasc Surg Venous Lymphat Disord* 7 (5) : 640-645, doi : S2213-333X (19)30170-2 [pii] ; 10.1016/j.jvsv.2019.02.011 [doi]

Magy, N. & Lejealle, C., Appareil digestif. Available on http://www.campus.cerimes.fr/semiologie/enseignement/esemio2/site/html/cours.pdf [updated on 2013 ; cited 13 July 2020]. 2013.CNGOF.

Mah EM, Chiabi A, Ejake LD, Nguefack S, Mbassi DA, Ngwanou D, et al. (2017). Fréquence et Facteurs de Risque du retard de croissance intra-utérine à l'Hôpital gynéco-obstétrique et pédiatrique de Yaoundé. Health Sci Dis 18(4).

Mamelle M, Laumon B, Lazar P. (1984) Prematurity and occupational activity during pregnancy. Am J. Epidemiol 119(3) :309-22.
Doi : 10.1093/oxfordjournals.aje.a113750.

Manning FA, Bondaji N., Harman C.R., Casiro O, Menticoglou S., Morrison I, Berck DJ (1998) Fetal assessment based on fetal biophysical profile scoring. VIII. The incidence of cerebral palsy in tested and untested perinates. *Am J. Obstet Gynecol* **178** (4) : 696-706, doi : S0002-9378(98)70479-X [pii] ;10.1016/s 0002-9378(98)70479-x [doi]

Manning FA, Morrison I, Harman C. R., Menticoglou SM (1990) The abnormal fetal biophysical profile score. V. Predictive accuracy according to score composition. *Am J. Obstet Gynecol* **162** (4) : 918-924, doi :0002-9378(90)91292-K [pii] ;10.1016/0002-9378(90)91292-k [doi]

Mayi-Tsonga S, Pither S, Meye JF, Ndombi I, Nkili MT, Ogowet N (2004). Emergency obstetrical hysterectomy : about 58 cases at Libreville Hospital Centre. *Santé* **14** (2) : 89-92

Mayi-Tsonga S, Mandji M, Mimbila-Mayi M, Sima Ole B, Bang J, Meye JF. (2012). Pronostic de l'accouchement du siège à terme : étude comparative et analytique à Libreville (Gabon), Clinics Mother Child Health ; 9 : 1-5.

Meinich T., Trovik J. (2020) Early maternal weight gain as a risk factor for SGA in pregnancies with hyperemesis gravidarum : A 15-year hospital cohort study. *BMC Pregnancy Childbirth* **20** (1) : 255,
doi :10.1186/s12884-020-02947-3 [doi] ;10.1186/s 12884-020-02947-3 [pii]

Merger R, Levy J, Melchior J (1985) Précis d'obstétrique, 6e éd ; Masson : Paris.

Mergui JL, de Brux J, Salat-Baroux J. (1984). Incidence et évolution des condylomes cervicaux au cours de la grossesse. J Gynécologie Obstétrique Biol Reprod 13(6) : 651–656.

Milon D, Bentue-Ferrer D, Noury D, Reymann JM, Sauvage J, Allain H, et al.51983) Anesthésie péridurale pour césarienne par association bupivacaïne-fentanyl. In : Annales françaises d'anesthésie et de réanimation. Elsevier p. 273–279.

Moujahid H (2007). Prise en charge de la prééclampsie sévère et l'éclampsie en réanimation chirurgicale (à propos de 97 cas). Thèse de médecine. Fès, Maroc.

Nahum GG (2002) Predicting fetal weight. Are Leopold's maneuvers still worth teaching to medical students and house staff ? J. *Reprod. Med* **47** (4) : 271-278

Nakame R. M., Kiwanuka F., Robert A. (2019) Dysmenorrhoea among students aged 18-45 years attending University in Uganda : A cross-sectional multicenter study of three Universities in Uganda. *Nurs Open* **6** (2) : 268-275, doi :10.1002/nop2.207 [doi] ; NOP2207 [pii]

Naletto L, Frigo A., Ceccato F., Sabbadin C., Scarpa R., Presotto F., Dalla CM, Faggian D., Plebani M., Censi S., Manso J., Furmaniak J., Chen S., Rees SB, Masiero S., Pigliaru F., Boscaro M., Scaroni C., Betterle C. (2019) the natural history of autoimmune Addison's disease from the detection of autoantibodies to development of the disease : a long follow-up study on 143 patients. *eur j endocrinol*, doi : 10.1530/eje-18-0313 [doi] ; eje-18-0313.r3 [pii]

Nana PN, Tebeu PM, Mbu RE, Fomulu J.N., Maimouna, Leiserowitz GS (2010) COrde prolapse associated factors and fetal outcome : a report of 47 cases from the Yaounde Central Hospital, Cameroon. *Clin Mother Child Health* **7** (1) : 1179-82

Nashar S, Dimitrov A, Nikolov A. (2005) [Prognostic significance of Bishop's pelvic score for the continuity and the final outlet of induction of labor]. *Akush Ginekol (Sofiia)* **44** (5) : 13-18

Nashar S., Dimitrov A., Nikolov A. (2006) [Assessment of Bishop's pelvic score in induction of labor prognosis]. *Akush Ginekol (Sofiia)* **45** (2) : 10-16

Nawaz M., Afridi SG, Khan A., Shams S (2020) Frequency of Hyperemesis Gravidarum and associated risk factors among pregnant women. *J. Pak Med Assoc* **70** (4) : 613-617, doi :9726 [pii] ;10.5455/JPMA.656 [doi]

Nguyen TH, Larsen T., Engholm G., Moller H. (1999) Evaluation of ultrasound-estimated date of delivery in 17,450 spontaneous singleton births : do we need to modify Naegele's rule ?*Ultrasound Obstet Gynecol* **14** (1) : 23-28, doi :10.1046/j.1469-0705.1999.14010023.x [doi]

Nieto-Calvache A.J., Lopez-Giron MC, Nieto-Calvache A., Messa-Bryon A, Benavides-Calvache J.P., Burgos-Luna J.M. (2020) A nationwide survey of centers with multidisciplinary teams for placenta accreta patient care in Colombia, observational study. *J. Matern Fetal Neonatal Med* 1-7, doi :10.1080/14767058.2020.1786052 [doi]

Njoya O., Essi MJ, Ongolo B, Obama MT (2013). Connaissances, perceptions et pratiques des femmes enceintes vis-à-vis de l'hépatite virale B en milieu urbain au Cameroun. Health Sci Dis 14(2).

Nkwabong E., Mayane DN, Meka E., Essiben F. (2020a) Malaria in the third trimester and maternal-perinatal outcome. *Int J. Gynaecol Obstet*, doi :10.1002/ijgo.13261 [doi]

Nkwabong E., Meboulou NR, Kamgaing N., Keddi Jippe AS (2018) Knowledge, attitudes and practices of health personnel of maternities in the prevention of mother-to-child transmission of HIV in a sub-Saharan African region with high transmission rate : some solutions proposed. *BMC Pregnancy Childbirth* **18** (1) : 227, doi :10.1186/s 12884-018-1876-0 [doi] ;10.1186/s12884-018-1876-0 [pii]

Nkwabong E., Ngoundjou DP, Tayou C., Nana NT (2020b) Outcome of pregnancies among women with sickle cell disease. *J. Matern Fetal Neonatal Med* 1-5, doi :10.1080/14767058.2020.1743657 [doi]

Nkwabong E., Tiomela G. G. (2017) Placenta abruption surface and perinatal outcome. *J. Matern Fetal Neonatal Med* **30** (12) : 1456-1459, doi :10.1080/14767058.2016.1219988 [doi]

Nwafor JI, Obi CN, Onuorah O. E., Onwe BI, Ibo CC, Onuchukwu V. U. (2020) What is the normal range of obstetric shock index in the immediate post-partum period in a low-resource setting? Int *J. Gynaecol Obstet*, doi :10.1002/ijgo.13297 [doi]

Oken MM, Creech R. H., Tormey DC, Horton J., Carbone PP *et al. (1982)* « Toxicity and response criteria of the Eastern Cooperative Oncology Group », *Am J. Clin Oncol*, vol. 5, No. 6, p. 649-55. (PMID 7165009, DO I 10.1097/00000421-198212000-00014) modifier

OMS, SAGO, UNFPA (2010) *Recommandations pour la pratique clinique des soins obstétricaux et néonataux d'urgence en Afrique. Guide du prestataire.*

Onwuhafua PI, Adesiyun G., Ozed-Williams I, Kolawole A., Ankama A., Duro-Mohammed A (2008) Umbilical cord prolapse in Kaduna, northern Nigeria : a study of incidence. *Niger J Clin Pract* **11** (4) : 316-319

Oppenheimer L. (2007) Diagnosis and management of placenta previa. *J. Obstet Gynaecol Can* **29** (3) : 261-266, doi : S1701-2163(16)32401-X [pii] ;10.1016/S 1701-2163(16)32401-X [doi]

Pederoda L. (2016). Utilisation de l'ocytocine de synthèse lors d'un travail spontané : état des lieux à la maternité de Chambéry. Mémoire, Université Grenoble-Alpes, France.

Pejoan H. (2010). Les recommandations et les consensus en cours concernant les soins au nouveau-né bien portant en salle de naissance. Rev Sage-Femme 9(4) : 189–194.

Perlman NC, Carusi DA (2019) Retained placenta after vaginal delivery : risk factors and management. *Int J. Womens Health* **11** 527-534, doi :10.2147/IJWH.S218933 [doi] ;218933 [pii]

Perosky J., Richter R., Rybak O., Gans-Larty F., Mensah MA, Danquah A., Debpuur D., Kolbilla D., Ofosu A., Anderson F., Marzano D., Andreatta P. (2011) A low-cost simulator for learning to manage post-partum hemorrhage in rural Africa. *Simul Healthc* **6** (1) : 42-47, doi : 10.1097/SIH.0b013e3181ebbcfd [doi] ;01266021-201102000-00009 [pii]

Piqueres S, Staeger P, Pasche O (2016) [Examination of the abdomen, let's train again?]. *Rev Med Suisse* **12** (537) : 1866-1872

POPPHI (2008) *La prévention de l'hémorragie du post-partum : La gestion active de la troisième période de l'accouchement. Formation d'accoucheurs qualifiés : Manuel de Référence.* PATH : Seattle

Preyer O, Husslein H., Concin N., Ridder A., Musielak M., Pfeifer C., Oberaigner W., Husslein P. (2019) Fetal weight estimation at term ultrasound versus clinical examination with Leopold's manoeuvres : A prospective blinded observational study. *BMC Pregnancy Childbirth* **19** (1) : 122, doi : 10.1186/s 12884-019-2251-5 [doi] ;10.1186/s 12884-019-2251-5 [pii]

Qiu Y., Wu L, Xiao Y, Zhang X. (2019) Clinical analysis and classification of placental abruption. *J. Matern Fetal Neonatal Med* 1-5, doi :10.1080/14767058.2019.1675625 [doi]

Queenan JT, Thompson W., Whitfield C. R., Shah SI (1972) Amniotic fluid volumes in normal pregnancies. *Am J. Obstet Gynecol* **114** (1) : 34-38, doi : 0002-9378(72)90285-2 [pii] ;10.1016/0002-9378(72)90285-2 [doi]

Quevauvilliers J, Fingerhut A., Somogyi A. (2009). Dictionnaire médical. Elsevier Masson.

Raccah-Tebeka B, Plu-Bureau G. (2015). Contraception du post-partum : recommandations pour la pratique clinique. J Gynécol Obstét Biol Reprod 44(10) : 1127–1134.

Rajakumar C., Garber A., Rao PM, Rousseau G., Dumitrascu GA, Posner G.D. (2017) Umbilical Cord Prolapse in a Labouring Patient : A Multidisciplinary and Interprofessional Simulation Scenario. *Cureus* **9** (9) : e1692, doi :10.7759/cureus.1692 [doi]

Reitter A., Halliday A., Walker S. (2020) Practical insight into breech birth from birth videos : A structured analysis. *Birth* **47** (2) : 211-219, doi :10.1111/birt.12480 [doi]

Ross, L. Le développement de l'embryon et du fœtus : 1er trimestre. https://www.naitreetgrandir.com/fr/grossesse/trimestre1/grossesse-developpement-foetus-embryon/ [uptaded february 2014 ; cited 5 July 2020] .2014.

Ruyer R. LA FORMATION DU CONCEPT DE RÉFLEXE AUX XVIIe ET XVIII e SIÈCLES. JSTOR ; 1955.

Schaal J-P, Riethmuller D, Menget A. (2004). Ventouse obstétricale. EMC-Gynécol Obstét 1(4) : 156–179.

Soltan MH, Sadek RR (2011) Experience managing post-partum hemorrhage at Minia University Maternity Hospital, Egypt : no mortality using external aortic compression. *J. Obstet Gynaecol Res* **37** (11) : 1557-1563, doi :10.1111/j.1447-0756.2011. 01574.x [doi]

Speck G (1986) Correct use of Hegar's sign. *Am J. Obstet Gynecol* **154** (3) : 691-692, doi :0002-9378(86)90634-4 [pii] ;10.1016/0002-9378(86)90634-4 [doi]

Suwanwongse K., Shabarek N. (2020) Missed Abortion Presented with Worsening Hyperemesis Gravidarum. *Cureus* **12** (4) : e7499, doi : 10.7759/cureus.7499 [doi]

Tchente CN, Tsakeu END, Nguea A.G., Njamen TN, Ekane GH, Priso EB (2016). Prévalence et facteurs associés à l'anémie en grossesse à l'Hôpital Général de Douala. Pan Afr Med J ;25.

Tchente Nguefack C, Halle Ekane G, Ngoupeyou Yaya EA, Nana Njamen T,Tsingaing Kamgaing J, Egbe Obinchemti T, Belle Priso E (2016). Rupture utérine à l'Hopital Général de Douala : prévalence, facteurs associés, prise en charge. Health Sc Dis **17** (1) : 1-6.

Tebeu PM, Abena-Nnomo J, Tiyou-Kenmeni C, Kengne-Fosso J, Fomulu JN (2013). The pattern of abruption placenta in Cameroon. *Med J. Obstet Gynecol* 1 1015.

Tebeu PM, Ngassa P, Kouam L, Major AL, Fomulu JN. (2002). Maternal Mortality in Maroua Provincial Hospital, Cameroon (2003–2005). West Indian Med J 56 (6) : 502-507.

Tebeu PM, Fezeu YL, Ekono M, Kengne FG, Fouelifack YF, Fomulu JN (2013). Post-partum hemorrhage at Yaounde University Hospital, Cameroon. Int. J. Gynaecol. Obstet **121** : 283-4.

Tebeu PM, Fosso GK, Mbu RE, Nsangou I, Kouam L, Fomulu JN (2013) Placenta previa at University Hospital, Yaounde, Cameroon. *Int J. Gynaecol Obstet* **120** (3) : 286-288, doi : S0020-7292(12)00588-7 [pii] ;10.1016/j.ijgo.2012.10.013 [doi]

Tebeu PM, Foumane P, Mbu R, Fosso G, Biyaga PT, Fomulu JN (2011). Risk factors for hypertensive disorders in pregnancy : a report from the Maroua Regional Hospital, Cameroon. J Reprod Infertil 12(3) :227.

Tebeu PM, Kouam L, Obama AMT, Wamba TM, Ngassa P, Kamdom Moyo J, et al. (2002). Quel serait l'âge de la parité précoce chez les adolescentes au Cameroun ? 5 années d'expérience/CHU-Yaounde (Cameroun). Méd Afr Noire 49(10) : 439–442.

THOMSON JL (1950) The differential diagnosis of Spalding's sign. *Br J. Radiol* **23** (266) : 122-4, illust, doi :10.1259/0007-1285-23-266-122 [doi]

Thorp J. M., Jr., Jenkins T., Watson W. (1991) Utility of Leopold maneuvers in screening for malpresentation. *Obstet Gynecol* **78** (3 Pt 1) : 394-396

Tien JC, Tan TY (2007) Non-surgical interventions for threatened and recurrent miscarriages. *Singapore Med J* **48** (12) : 1074-1090

Tochie J.N., Choukem SP, Langmia RN, Barla E., Koki-Ndombo P. (2016) Neonatal respiratory distress in a reference neonatal unit in Cameroon : an analysis of prevalence, predictors, etiologies and outcomes. *Pan Afr Med J* **24** 152, doi :10.11604/pamj.2016.24.152.7066 [doi] ; PAMJ-24-152 [pii]

Touzet S, Rocher L, Dureau-Drevard E., Poncet B, Colin C, Orgiazzi J, et al. (2002). Étude d'observation des pratiques de dépistage du diabète gestationnel à partir d'une cohorte de 701 femmes.

Traore Y, Dicko TF, Teguete B, Mulbah JK, Adjobi R, N'Guessan E, Tegnan A, Kouyate S, Kouakou F, Anongba S, Toure CK (2006) [Frequency of cord prolapse : etiological factors and fetal prognosis in 47 cases in a health center]. *Mali Med* **21** (1) : 25-29.

Udompornthanakij P., Kongsomboon K., Hanprasertpong T. (2019) Accuracy and factors influencing Leopold's manoeuvres in determining vertex presentation during late third trimester of pregnancy. *J. Obstet Gynaecol* 1-5, doi : 10.1080/01443615.2019.1645102 [doi]

Vannerum M, Subtil D, Drumez E, Brochot C, Houfflin-Debarge V, Garabedian C. (2019). Facteurs de risque per-partum d'acidose néonatale en cas de tentative d'accouchement voie basse chez les føetus en présentation podalique. Gynécol Obstét Fertil Sénol 47(1) : 11–17.

Villot A, Deffieux X, Demoulin G, Rivain A-L, Trichot C, Thubert T (2016). Prise en charge des périnées complets (déchirure périnéale stade 3 et 4) : revue de la littérature. Rev Sage-Femme 15(1) : 10–18.

Wasswa EW, Nakubulwa S., Mutyaba T. (2014) Fetal demise and associated factors following umbilical cord prolapse in Mulago hospital, Uganda : a retrospective study. *Reprod Health* **11** (1) : 12, doi :1742-4755-11-12 [pii] ;10.1186/1742-4755-11-12 [doi]

White VA, Walker K. F., Thornton J. G. (2019) Trials of antenatal corticosteroids for preterm fetal lung maturity : a review of the potential for selective outcome reporting.

Eur J. Obstet Gynecol Reprod Biol **236** 58-68, doi : S0301-2115(19)30103-4 [pii] ;10.1016/j.ejogrb.2019.02.031 [doi]

WHO, UNFPA, UNICEF, World Bank (2005) Rapid initial assessment. In *Managing Complications of Pregnancy and Childbirth : a guide for midwives and doctors*, WHO (ed) pp C-1-C-2. WHO : Geneva

Yang XL, Zhou YF, Huang Y., Zhang R., Yang H. X. (2013) [Analysis of obstetric outcomes for different types of placenta previa]. *Zhonghua Yi Xue Za Zhi* **93** (11) : 849-851

Yee L. M., Silver RM, Haas DM, Parry S, Mercer B. M., Iams J, Wing D, Parker C. B., Reddy UM, Wapner R. J., Grobman WA (2020) Quality of periconceptional dietary intake and maternal and neonatal outcomes. *Am J Obstet Gynecol*, doi : S0002-9378(20)30063-6 [pii] ;10.1016/j.ajog.2020.01.042 [doi].

Yue-hua Gao B, Jie L, Lin Xu B, Zeng-yan L (2019). Meta-analysis of heparin combined with aspirin versus aspirin alone for unexplained recurrent spontaneous abortion. Int J. Gyn obstet, doi : 10.1002/IJGO.13266

Zakin D., Stern WZ, Rosenblatt R. (1981a) Complete and partial uterine perforation and embedding following insertion of intrauterine devices. I. Classification, complications, mechanism, incidence, and missing string. *Obstet Gynecol Surv* **36** (7) : 335-353, doi :10.1097/00006254-198107000-00001 [doi]Zakin D., Stern WZ, Rosenblatt R. (1981b) Complete and partial uterine perforation and Zhang L., Bi S, Du L., Gong J, Chen J., Sun W, Shen X., Tang J., Ren L., Chai G, Wang Z., Chen D. (2020a) Effect of previous placenta previa on outcome of next pregnancy : a 10-year retrospective cohort study. *BMC Pregnancy Childbirth* **20** (1) : 212, doi :10.1186/s 12884-020-02890-3 [doi] ;10.1186/s12884-020-02890-3 [pii]

INDEX

TABLE DES MATIÈRES

Structures éditoriales du groupe L'Harmattan

L'Harmattan Italie
Via degli Artisti, 15
10124 Torino
harmattan.italia@gmail.com

L'Harmattan Hongrie
Kossuth l. u. 14-16.
1053 Budapest
harmattan@harmattan.hu

L'Harmattan Sénégal
10 VDN en face Mermoz
BP 45034 Dakar-Fann
senharmattan@gmail.com

L'Harmattan Cameroun
TSINGA/FECAFOOT
BP 11486 Yaoundé
inkoukam@gmail.com

L'Harmattan Burkina Faso
Achille Somé – tengnule@hotmail.fr

L'Harmattan Guinée
Almamya, rue KA 028 OKB Agency
BP 3470 Conakry
harmattanguinee@yahoo.fr

L'Harmattan RDC
185, avenue Nyangwe
Commune de Lingwala – Kinshasa
matangilamusadila@yahoo.fr

L'Harmattan Congo
219, avenue Nelson Mandela
BP 2874 Brazzaville
harmattan.congo@yahoo.fr

L'Harmattan Mali
ACI 2000 - Immeuble Mgr Jean Marie Cisse
Bureau 10
BP 145 Bamako-Mali
mali@harmattan.fr

L'Harmattan Togo
Djidjole – Lomé
Maison Amela
face EPP BATOME
ddamela@aol.com

L'Harmattan Côte d'Ivoire
Résidence Karl – Cité des Arts
Abidjan-Cocody
03 BP 1588 Abidjan
espace_harmattan.ci@hotmail.fr

Nos librairies en France

Librairie internationale
16, rue des Écoles
75005 Paris
librairie.internationale@harmattan.fr
01 40 46 79 11
www.librairieharmattan.com

Librairie des savoirs
21, rue des Écoles
75005 Paris
librairie.sh@harmattan.fr
01 46 34 13 71
www.librairieharmattansh.com

Librairie Le Lucernaire
53, rue Notre-Dame-des-Champs
75006 Paris
librairie@lucernaire.fr
01 42 22 67 13

www.ingramcontent.com/pod-product-compliance
Lightning Source LLC
LaVergne TN
LVHW021152061026
849535LV00002B/433